上醫養生法

李宇銘 著

學會身體使用技巧，
邁向終極健康！
李宇銘醫師的
養生思索與防病練習

推薦序

如果身體是一輛尊貴的車，就這樣愛他吧！

周兆祥博士／香港知名綠色人士

二〇〇九年春天，Club O至感榮幸，請來初出道的李宇銘中醫博士談養生；他提出了整套「真正愛自己」的行動大法，上天下地四方裡外無所不包，令我們耳目一新，驚嘆一位年輕的醫師，竟然就這樣搞通了那麼博大精通的道理，箇中提議正好跟回歸自然綠色生活的方式處處不謀而合。記得當時任主席邀請招待他，主持講座後，當眾說：這套養生觀念太棒了，如果能夠成為一個系統，將來影響力必定難以估計，請你認真考慮用心整理寫成一本書。

十一年後的今天，人所共見，這位李大夫已經不再是當年象牙塔裡做研究又授課的那位醫學院講師，而是城中萬眾驚嘆景仰的重量級身心靈導師、醫者、作家、演講家、網紅，他的講座、課程、影片不斷帶給我們震撼和啟發，影響力無從估計；追隨他學藝傳道者天天在增加。今天知道他終於結合專業理論鑽研和行醫臨床心得，並串聯起傳統中華醫學的智慧，經過多年來的實踐體驗，共冶一爐，以更落地的方式呈現出來，結集成書讓大家一次收齊，我們備感欣慰且感恩啊！

說到底，太陽之下本無新事，天道恆常不變，順應自然而生活的觀念始終如一，只不過1.由於種種原因，世人早已「忘本」，迷失在現代所謂的科學信念之中，染上了種種陋習，累己累人，猶不自覺；2.這個世代的生活條件，包括方式、節奏、環境配套等等又已乖離自然之道日遠；3.古代的做法和智慧還是需要現代包裝，適合大眾口味，李大夫這個巨獻的功德正好在此。

身壯力健、長期精力充沛、輕鬆自在健康生活，誰不想呢？長壽百歲不生病，原來是完全可能的。祕訣就在接下來的篇章。就讓我們把這樣一套綠色理念和配合道術發揚光大，造福自己、家人、朋友，推及全人類，好嗎？

二〇二〇，香港野鴿居

敬告讀者

每一種養生方法，適合不同的人，別人適合的方法，不代表就適合你。本書提到許多上醫養生方法建議，帶有一定挑戰性，該養生方法是否適合自己，需要自己親身體驗，循序漸進嘗試；如果出現不適，就要考慮是否適合自己，或需要適時停止；如果不確定該方法是否適合自己，可以向相關專業醫師或熟悉該方法的導師查詢，或參與相關課程學習之後再開始嘗試。

目錄

第三章 生活作息——四時養生篇 79

前言

中醫養生也有分治標治本

你會不會覺得，自己已經很注重養生健康，但還是感覺疲倦乏力，容易生病？經常食療，吃補品、營養品了，但為什麼身體還不好？還是經常反覆生病？本書的目的就是回應這些問題，助你脫離依賴，邁向終極健康。在本書開始之前，我想直接回答這些問題的共同原因——因為你選擇了「治標」的養生方法！

不少人認為：「西醫治標，中醫治本」。這是一般民眾的想法。如果在中醫內行人的觀點，中醫也有治標的，而且在現代的中醫養生文化之中，許多方法都是「治標不治本」。

「治標、治本」的概念，早在中醫的第一經典《黃帝內經》之中已經有深入論述，當中治標治本沒有說哪樣比較好。俗話說：「急則治標，緩則治本」，如果病情比較急重，所採取的治療方法未必全面，希望令病情先緩和下來，這叫做「治標」；如果病情相對沒那麼急重的時候，就要考慮病情的根本原因，那就是「治本」了。所以在中醫的治療觀念之中，一直都有治標的理論存在。

「標」和「本」就好比植物的樹梢和樹根，標就是指樹枝的尖端位置，即是所謂成語「本末倒置」的「末」的部分，本就是指植物的根部。標和本是指植物的顯露部分和隱藏的部分。顯露的部分雖然是看得見的，可是植物的外在好看不好看，要看樹根的養分吸收好不好。因此中醫上有「治病必求於本」的觀念，治本的確是中醫的根本任務，只是在危急的情況下，治標是一種策略選擇。

一般人認為中醫比較治本，因此會以為中醫的養生也是比較治本的，事實上，現在人們喜歡的養生方法，都是偏向治標的！所謂「治標不治本」的意思，就是它只解決了表面、外在的問題，而沒有解決根本的、內在的問題。

比如說很多人都會問：我頭痛吃什麼好？睡不好吃什麼好？經常疲累怎麼可以提神？按什麼穴位可以止痛？……如果在做某種養生方式的時候，做的時候身體不適就解決了，可是不做的時候情況又回來，不做就不行，那樣的養生方法，就是治標不治本，變成了一種依賴，沒有面對自己身體的根本問題，病情就會反覆出現。

治標的養生方式本身並非錯誤，畢竟在病情比較急重的時候，採取一些生活方式讓自己舒服一點，這是人之常情。可是現在經常把治標的養生方式，用在並不急重的病情上，那就違背了「治病必求於本」的醫道精神了。

生病養生 vs. 健康養生

我想起小時候的一個記憶，小學時曾經有次感冒看醫生，發現了我心律不整，於是到西醫院做了許多檢查，診斷患了「風濕性心臟病」，當時看了西醫專科醫生，也看過中醫師，他們都叫我不要運動，病情就會緩和一點。當時是小學一、二年級，一整年的體育課，都只能坐在一旁不能參與運動。可是我從小就是一個好動的男孩，這樣根本是一種折磨！然而後來發現，只要我運動了，心律不整就會減緩，於是我們決定不聽醫生的話，也停止服藥，讓自己如常運動，結果心臟的毛病就自然好了，至今也沒有復發。

這個故事當中，「休息」好像是一種可以讓你不生病、快點康復的方法，可是如果一直休息下去，病情雖然好像沒有更嚴重，可是也沒有真的復原，生活也被迫扭曲，不能運動。結果反而最後透過鍛煉，身體就徹底好過來了！你可以想想看，為什麼當時中醫西醫都要你不要運動？如果運動鍛煉就是康復的最好方法，為什麼醫師沒有叫你這樣做？

如果從「陰謀論」的角度來看，好像是他們不想你康復？是因為這些方法不用花錢，教會了患者就不用找醫師，那就無法賺錢了嗎？！

直到我成為了醫師之後，開始體會到醫師之苦，明白大部分醫師都沒有這種「陰謀」，主要是因為醫師需要承擔法律責任，如果醫療行為出了意外，醫師需要承擔後果，病人生活上調整的建議，有時候很難說得清楚，例如叫病人去跑步，醫師又不是教練，無法整天看著他，萬一出了意外怎麼辦？因此醫師就大多不太敢建議患者做一些「不安全」的事情，建議偏向保守，一方面保障醫者自身安全，另一方面也是保障病人避免事故發生。

因此想要獲得健康，那就不可以一味依賴醫師建議了，需要勇敢跳出自己的「舒適區」，為自己的生命健康負責。

還有一個更重要的原因是——生病時的養生跟健康時的養生截然不同！例如生病的時候要多休息、多吃粥、吃容易消化的食物，可是健康的人則不一樣，可以多鍛煉身體，多吃粗糧、相對難消化的食物。由於醫師經常面對的都是病人，因此他們習慣給予生病時的養生建議，但這些不一定適用在健康生活之中。

例如一位醫師說：「吃粥比較健康」，這句話通常都是在生病的前提下說的，可是病人接收到的信息或許會被「斷章取義」，以為任何時候都是吃粥比較健康，因此誤以為吃粥就是最好的養生，應該任何時候都要這樣吃，可是事實並非如此。

我們要懂得分別，這種養生方法是指生病時候做的養生，還是健康時候做的？這類健康時候的養生知識，往往較少醫者提及，為什麼？首先我們請教醫生，通常都是在生病的時候吧！很少健康沒病時去找醫生。再者，當人們健康的時候，比較少會想到健康的寶貴，通常都是失去了健康，生病時才去學習養生知識。因此書店上的養生書，大部分都是針對病人而設定的，如果是一本專門針對健康人而設的養生書，相信有興趣的人就不多了，就好像對年輕人談健康的寶貴一樣，他們通常沒多大興趣。

「預防勝於治療」，這句話誰都聽過，這句話真正的含義是：「智者懂得未雨綢繆，無須臨渴才來掘井，愚者卻是後知後覺，都是臨急抱佛腳」。這樣的比較，是否讓我們更明白「治標」和「治本」的意義？

養生的兩階段目標

在生病的時候，養生的目的就是希望讓人加快消除不適，而在沒病的時候，養生的目的就是幫助人預防不適的出現。無論是哪一種階段，養生也是希望人可以離開病苦、獲得健康，亦即「離苦」和「得樂」兩個部分。

這兩部分應該是緊密結合，而不是分開兩個目的，是養生的不同階梯層次。如果該種養生方法，只是讓人舒服一會，病苦又很快回來，那其實也沒有得樂啊！

沒病不等於健康。就像世界衛生組織對於「健康」的定義：「健康不僅爲疾病或羸弱之消除，而是體格，精神與社會之完全健康狀態。」健康並非只是「不生病」，而是整個人的身體、精神以及社會層面都活出健康，最終達致「完全健康」的境界。

儘管如此，可是大部分人總覺得沒病就是健康，這其實就誤會了「離苦」就是「得樂」了！這就好像是一個學生考完試，剛離開考場的時候說：「好開心啊！」剛考完試又還不知道成績，也不知道對日後有什麼影響，這有什麼好開心的？又好像拯救地球的英雄片，每當地球有危難、殘破不堪的時候，英雄出手相救，避免人類滅亡，在壞人被擊敗的一刻，人們都因此感動流淚，可是這只是剛擺脫了壞人的魔掌，整個地球還是亂七八糟呢。這些其實只是一種「離苦感」，即離開痛苦的感覺，那一刹那會感到輕鬆許多，可是這並非真快樂。

生病時的養生也是一樣，我們以為某些養生方法，可以讓我們離開疾病痛苦，因為頓時變得舒服了，於是就抓住這份感覺，其實這只是養生目標的「中途站」，下一步還是要往「得樂」的方向去提升自己，達到養生的最終目標。

可是再往上提升的時候，要真的得到樂趣，這過程並不容易。例如說要考試成績好之後，還有真材實料，要在生活工作上活出成就，這當然也是要付出努力的。例如打敗壞人之後，除了要修復地球，提升自己的防衛能力預防壞人再來襲擊，免除戰爭災害的惶恐之外，還要建設更美好的地球，一起守望相助，讓人們生活幸福安樂。

本書的目的，就是呈現整全養生的觀念，除了有離苦的養生，還有得樂的養生。養生有不同層次、階段，明白養生的階梯，以「上醫養生法」做為最終目標，知道自己現在在哪個層次階段，選擇適合自己的養生方法，幫助自己層層遞進，進入完全健康的殿堂。

要獲得完全健康，就好比攀山，過程或許會艱苦，可是當你練習多了、走順了，你就不會覺得艱難了！到了山頂的時候看著整個高低起伏的山巒美景，你可能會覺得過去這些疾病不適都是值得了，這時候就體驗得到，生病的意義是在於幫助你變得更加健康。這個攀登健康高峰的旅程，你準備好了嗎？

第一章

樹立養生觀念

本章介紹養生的基本觀念與常見誤區，為自己建立正確的養生態度。

什麼是養生？「養生」即是健康生活。從養生的字面含義來看，養生是指保養、調養人的生命健康，其中「生」的含義除了指生命，亦指生長，生命就是一個生生不息的過程，如果一個人停止了生長，就會逐漸步入衰亡。

「養生」一詞在《黃帝內經》之中出現共四次，養生的概念有廣義和狹義之分。狹義之說，最早出現在《黃帝內經》的第二篇討論四時養生之道：

「春三月，此謂發陳，天地俱生，萬物以榮，夜臥早起，廣步於庭，被髮緩形，以使志生，生而勿殺，予而勿奪，賞而勿罰，此春氣之應養生之道也。」

——《素問・四氣調神大論》

在這一段文字之中，將春季的生活調養稱為「養生之道」，而其後該篇文章也討論到夏秋冬季的養生，分別將之稱為「養長之道」、「養收之道」、「養藏之道」，實際上即是「春夏秋冬」四時，對應「生長收藏」的自然規律。這裡「養生」是專門指順應春季的自然規律特點而言，因此屬於狹義的養生概念。養生一詞的廣義觀念，見於另一段話：

「故智者之養生也，必順四時而適寒暑，和喜怒而安居處，節陰陽而調剛柔，如是則僻邪不至，長生久視。」

——《靈樞・本神》

這段文字中明確提到，智者的養生是怎樣做的？首先會順從四時規律而調適環境之寒熱，亦會讓自己情緒喜怒平和而安頓好生活居處，人體陰陽之氣就能夠協調節制，那麼就能夠避開邪氣傷害，生命可以長壽，視力亦會長久。

廣義的養生概念包含了生活的各方面，順應四時、情緒、生活環境等。實際上前述狹義的養生概念與廣義的概念並無矛盾，古人在寫作時，很多時候以文章第一個概念做為全文的代表，因此說春季養生之道，也提示需要考慮整個四時生活的養生之道。

簡單來說，養生就是「生活」！人有生命健康，就必須要有正常生活，有人說：生命就是為了活著，活著就是生命的意義。可是活著不等於快樂，如何幫助人快樂地生活，首先需要身心健康，這就是養生的基本目的。

你習慣做哪些養生方法？

既然養生是指健康生活，養生其實並非傳統中醫的專利，每一個國家地區的人也有自己的健康生活方式，只是因為中醫有整全而獨特養生理論，而且有汗牛充棟的養生方法技巧，自古守護著中華人民的健康，至今依然影響著世界。

你心目中的養生又是怎麼樣的？試著想想看每天生活之中，你有沒有做什麼養生方法？

舉例說，每天喝茶，吃枸杞子、菊花茶，蓮子百合粥，練習氣功、太極拳、八段錦，按摩，艾灸，泡腳，腹式呼吸……

以上只是一些很普通的養生方法，如果你上網搜尋「養生」，就可以找到非常多的方法！例如有一段據說是乾隆皇帝的「十常四勿」養生法：「齒常叩，津常咽，耳常彈，鼻常揉，腿常支，面常擦，足常摩，腹常旋，腰常伸，肛常提；食勿言，臥勿語，飲勿醉，色勿迷。」身體每個部位都有特定的養生方法，每個部位都要經常活動一下，實際上從頭到腳身體不同部位，人體三百多個穴位，都可以按壓養生，有不同的手法……

順應四時養生，即四季養生，是中醫最基本的養生觀念，除此之外，有聽說過「二十四節氣養生」嗎？除了四時之外，還將每個季節分成六個階段，每個階段有不同的生活飲食方式要注意。或者有聽過十二時辰養生嗎？就是說一天二十四小時，傳統就是十二個時辰（兩個小時為一時辰），每個時辰有什麼特別的生活注意，例如幾點起床，幾點吃東西，幾點去排便，幾點去運動……

最多人關注的是食療養生，這是一大學問呢！有些食療養生課程要講幾十個小時，認識每種食物藥物的特性，如何選擇優質食材，還有配搭，食物相生相剋，如何烹調，火候調控，選擇烹調器具，怎樣吃法，還需要認識體質和病情，學習如何診斷……

養生還有很多很多！這樣說了一大堆，不知道你有什麼感覺？會不會覺得養生好累人啊！甚至有些人曾經問我，如果全部養生都要做齊全的話，那麼這個人還有空過正常生活嗎？對啊！這樣生活真的好辛苦，也不要說笑，我真的見過有一些患者，尤其是那些癌症的康復者，他們通常都很努力養生，希望找回健康，他們會告訴你：「我早上會去做四個小時運動，包括氣功、走路、爬山，回家也要做艾灸，然後準備自己的食療，還去泡腳，還有……一天可能花十多小時養生，然後就去睡覺了。

以上所說的，並非建議讀者要做那麼多的養生方法，養生本身並非如此！養生本是為了獲得健康去生活，如果將養生取代生活，就本末倒置了。

最後想問大家一個問題，以上提到的養生方法之中，有哪一種方法，可以讓你活出長壽百歲？

人類逐漸變得長壽竟然是假象？

我曾主講過好多場養生講座，經常問參加者一個問題，讀者也不妨嘗試快速回答一下：「在座的朋友，你有想過自己可以活到百歲的，請舉手！」

就這個問題，通常一場講座之中不到5％的人會立即舉手，大部分人都在發呆，沒有想過自己可以長壽百歲。為什麼會這樣？

再問大家一個問題：「在你認識的親友之中，你有親眼見過能夠活過一百歲的老人家嗎？」通常舉手的還是百分之五左右。因為在我們的記憶之中，很少遇到長壽百歲的老人家，沒有這樣的榜樣模範，因此不太容易感覺自己也可以活得如此長壽。

另一方面，講座中總是有聲音弱弱地冒出來：「我不想那麼長壽。」這是一個好奇怪的想法啊！理論上人都希望可以長壽健康吧？可是我們也明白，當今社會有許多問題，許多人並不富有，生活環境差、工作壓力大，如果要活得這麼長壽，許多人會擔心：「那我就要繼續工作下去無法退休？」「我的退休金恐怕不夠我活這麼久？」「活這麼久卻又要面對病苦，有什麼好處？」

可是全世界大部分的國家地區，人類的平均壽命都在逐步提升，人們變得越來越長壽，因此社會老年化的問題也日益嚴重。比如我出生的香港，在二〇一九年日本厚生勞動省的最新調查數據顯示，香港人的男性和女性的平均壽命均是全球排名最高，男性為八二・一七歲，女性為八七・五六歲。而且在二〇一六年香港《經濟日報》報導指出，按香港統計處的調查顯示，香港人百歲老人的人數一直有增無減，一百歲或以上港人數目已由二〇一一年中的一千九百人，增至二〇一五年底三千八百人，五年間百歲老人數目增長一倍，然而，港人「死得遲、卻病得早」，五十五歲至六十九歲年齡群過去十年入院增幅急升，或與部分疾病有年輕化趨勢有關。

這裡有一個非常吊詭的現象：以香港這大城市為例，平均壽命不斷增加，可是疾病卻有年輕化趨勢，這不是一個大矛盾？實際上，壽命不斷提升，這只是一個統計數字，對大部分人來說，這是沒有親身感覺的，不會覺得因此自己變得健康。

實際上人類變得長壽的想法，只是一個「假象」！大家不要被這些統計報導所誤導。這裡不是說統計數字騙人、造假，而是統計出來的數字，只是一個數字，怎麼解讀可以加上人的主觀意願。首先，長壽的數字是代表現在有人可以活到這個數字，比如男性平均年齡八十二歲吧，那麼就是代表八十二年前出生的這些男性，他們的生活環境、體質、起居生活飲食方式，可以讓他們活到這個年齡，可是想想看，我們現在的這個生活環境，充斥污染、生活壓力、食物養分下降，諸種因素跟過去相比，你真的覺得我們比較健康？

預期壽命年齡提升，許多人認為是因為醫學科技昌明了，可是這並非是主要原因，提高人類壽命的主因是衛生環境改善、社會較為安穩（減少了戰亂天災人禍），因此夭折率降低。想想看，過去的年代，一家可能生五個十個兒女，可是當時夭折率較高，許多孩子出生就死了，或者年輕的時候就死了長不大。如果用一個誇張的數學來計算，假如一家人有兩個孩子，一位能活到一百歲，一位在零歲就死了，那麼這家的平均壽命就是五十歲。換句話說，因為夭折率降低了，人類的壽命就逐漸「提升」起來。

由於城市人的疾病年輕化是大勢所趨，我們可以作出大膽預測，當比較健康的老人家逐漸離世之後，青壯年發病病逝的人增多，社會的預期壽命將會回落。

人真的可以活過百歲？

為什麼大部分人都不敢活出長壽？究其主因，是因為大家都不想生病。生、老、病、死，好像是人生必經階段，如果要活到長壽百歲，那麼之前的老弱病殘階段，可能要承受很久，「比死更難受」，因此寧願早點離去更輕鬆。

某程度來說，這種想法突顯了人們心底總有「輕生」的念頭，雖然不一定是想自殺突然結束生命，可是還是想輕鬆離開這個世界，心底不想活。

可是人生不一定是這樣的結局！我在講座時經常問大家另一個問題：「你有沒有見過親戚朋友，當他離開世界的哪一天，並非因為生病或者意外而離去的？」當然這類情況也不太多，但也有不少人分享，例如有老人家吃了下午茶之後，回去床上躺了一下就離開了！有老人家是某天在家中看電視，看著閉上眼睛，就離開了。

這並非恐怖故事，好像說人會突然離開？不是。能夠這樣輕鬆自在，沒有病而離開世界的，可以叫做「福壽雙全」，是那麼有福氣的事情！人本身並不一定能夠要經過生病才進入死亡，可以自然而死，這在《黃帝內經》第一篇中已經提到：

「夫上古聖人之教下也，皆謂之：虛邪賊風，避之有時，恬惔虛無，真氣從之，精神內守，病安從來？……所以能年皆度百歲，而動作不衰者，以其德全不危也。」

——《素問．上古天真論》

這段文字指出，如果按照古代聖人的教導，能夠避開外在的致病因素，保持內心恬靜虛無，人的氣血精神能夠流暢內守，病就不會出現，因此人就能夠活到百歲，而且身體動作都不會衰退，這是因為他們符合天地規律而生活。

所以說，人類的「原廠設定」本身是可以長壽百歲的！《黃帝內經》稱之為「天年」，亦即是上天賦予人類應有的壽命，只是因為各種因素導致減壽了，該篇《上古天真論》第一段就討論到這問題：

「余聞上古之人，春秋皆度百歲，而動作不衰；今時之人，年半百而動作皆衰者，時世異耶？人將失之耶？歧伯對曰：上古之人，其知道者，法於陰陽，和於術數，食飲有節，起居有常，不妄作勞，故能形與神俱，而盡終其天年，度百歲乃去。今時之人不然也，以酒為漿，以妄為常，醉以入房，以欲竭其精，以耗散其真，不知持滿，不時御神，務快其心，逆於生樂，起居無節，故半百而衰也。」

——《素問．上古天真論》

這段文字指出，上古的人都可以活出長壽百歲，而且更是動作不會衰退，可是到了當時（兩、三千年前），人們就出現活到半百（五十歲）就已經身體動作衰退了，這究竟是什麼原因？這是因為上古之人懂得符合天地之道去生活，飲食生活起居有節制，不會太過勞累工作，身體的形神合一，就可以活到天年百歲自然離去。到了當時的人們就不是這樣生活了，把酒當成水來喝，將狂妄不正常的生活當作成正常，喝醉了以後行房事，耗竭自己的精氣，不知道怎樣讓自己滿足，無法駕馭自己的心神，只是追求短暫的慾望享樂，生活起居沒有節制，因此到了五十歲就已經衰退了。

這段文字所形容的，其實到了今天還是一樣！不少人活到五十歲左右，已經像老人家一樣，或者已經長期吃著許多藥物控制病情。

養生就是學習如何按照上天給予人的「原廠設定」來正常生活，從這個角度看，其實人根本並非變得越來越長壽，而是人根本就是長壽的，只是後來我們不懂做人所以就「折壽」了，因此只要懂得本來的做人方法，人就自然可以長壽。想想看，如果人本身並不需要生病、無需因病而死，相信誰都會希望長命百歲！

一個長壽百歲的人，通常有什麼特徵？參考二〇一四年《中國百歲老人生存狀況調查》一文指出（二〇一四《百姓生活》月刊七二～七三頁），根據二〇〇八～二〇一二年全中國大規模調查發現，全國百歲老人共四萬七千七百七十三人，鄉村佔百分之七三．九，城鎮佔百分之二六．一，顯示鄉村長壽比例遠遠大於城鎮，文中總結百歲老人有六點共性特徵：

1. 心態平和，凡事順其自然——「仁者壽」；
2. 飲食節制，粗茶淡飯；
3. 勤勞好動，終身勞作；

4. 家庭和睦，子女孝順；

5. 居住地環境優良，飲用水、土壤特殊；

6. 遺傳因素，家族有長壽史。

顯而易見，在鄉村的生活環境較佳是導致長壽的因素，在城市生活的人並非不可長壽，而是需要花更大努力去獲得健康。當然只說環境好像較為被動，如果生活在城市而且沒有家族遺傳，雖然沒有最後二項特徵了，還可以發展前四項，先天不足還可以後天補救，要獲得長壽仍可以透過努力達致的。

第一和第四項是個人修養修身齊家問題，特別留意第二、三項，想要長壽並非是要吃喝更豐富更複雜、更多休息玩樂享受人生，而是倒過來需要節制飲食清淡簡單，到老還在運動工作！這跟我們前文提到的眾多養生方法，背道而馳。

自古醫分三等

想要掌握達致長壽的養生方法，首先需要明白，醫學和養生自古有分不同層次。讓我們看看一個有名的扁鵲故事。

扁鵲是戰國時期的名醫，醫術高超，能起死回生而聞名天下，《鶡冠子．世賢》記載了一個扁鵲三兄弟的故事，發人省醒：

曰：「子昆弟三人其孰最善為醫？」

扁鵲曰：「長兄最善，中兄次之，扁鵲最為下。」

魏文侯曰：「可得聞邪？」

扁鵲曰：「長兄於病視神，未有形而除之，故名不出於家；

中兄治病，其在毫毛，故名不出於閭；

若扁鵲者，鑱血脈，投毒藥，副肌膚，閑而名出聞於諸侯。」

故事提到魏文侯與扁鵲的一段對話，因為扁鵲的醫術十分有名，聽說扁鵲還有兩位哥哥，卻沒有聽聞他們的醫術如何，於是就問：「扁鵲，你們三兄弟之中哪位的醫術最厲害？」

扁鵲回答說：「我大哥最厲害，二哥其次，我就是最差。」這樣一聽，魏文侯十分驚訝，既然扁鵲已經這麼厲害了，為什麼他的哥哥更強我們卻沒聽聞？於是繼續追問為什麼會這樣。

扁鵲繼續解說：「我大哥給人看病觀察入微，他的望診十分神妙，病還未形成生起的時候，就已經被他發現而且幫助病人消除了，病人根本不知道自己將會生病，因此也不覺得大哥有多厲害，故此他的高明只有我們家人知道。」

「扁鵲的二哥治病時，通常在邪氣在皮膚層次，即是比較淺層的時候就發現了，因此病人生病的感覺比較輕，病人被治好了也覺得這是正常的事，因此只有村民知道他的存在。」

「扁鵲自己，通常是到了病人的病情十分危重的時候才給予治療，使用的治療方法都是比較暴力的：刺穿血管放血，使用毒藥，切開肌膚做手術等，由於病人從重病之中康復過來，變化強烈，因此名聲就傳播在諸侯列國之中。」

這一個故事，不肯定孰真孰假，歷史記載扁鵲的望診水平也超卓，能在病還未發生的時候就看到了，或許是扁鵲的自謙。儘管故事未必全部真實，這個故事的寓意十分明確，提醒我們未雨綢繆、預防勝於治療的重要性，這往往是人們所忽略的。

這個故事也提醒我們，往往高水平的醫師，並非只是懂得治病救人，而是更側重在預防之上，這類的醫者由於沒有「卓越療效」的顯現，因此高水平的醫者未必有名。找尋「明醫」比「名醫」更為重要，高明的醫者不一定有名。

高明的醫者有什麼特徵？自古有云：「下醫治病，中醫治人，上醫治心」，將醫師的水平分為三等，說基本層次的醫者懂得治病，而中等水平的醫者不只治病，而是治療整個人，高水平的醫者更會考慮病人的心。

還有一句話說：「下醫治已病，中醫治欲病，上醫治未病」，基本水平的醫者只是治已經出現的病（比如上文扁鵲的層次），中等水平的醫者治療輕病或者即將要發生的病（如扁鵲二哥的層次），高水平的醫者在疾病還未發生之前就先預防了（如扁鵲大哥的層次）。

關於高水平的醫者，在《黃帝內經》還有一段名言說：

「上工治未病，不治已病，此之謂也。」

——《靈樞・逆順》

上工就是上醫，這裡說上等醫師專注預防未發生的疾病，而不去治療已經發生的病。這段話說起來奇怪，高水平的醫者理應有能力治療已經發生的病吧？為什麼他不去治療？這當然不是因為醫者水平低，而是醫者明白到，到了生病時候才治療，往往已經耽誤時機了。就好像火災的時候才來救火，已經為時已晚，造成許多損失，當然是預防火災出現更為重要。人一生的精力時間有限，上醫會將心血放在治未病上。

高水平的醫者，往往特別重視預防，這就牽涉到患者的生活方式，如何改變不良的生活習慣，從而避免疾病發生。那麼你可以想像，如果你找尋這樣的大夫看病，他通常會怎麼給你診治？他肯定不是把脈開藥扎針就讓你走了，而是會告訴你生病的原因，提點你要怎樣養生健康。

想想看，平常你所選擇的醫生，屬於哪一種層次？

不斷生病跟醫生有關？

要找尋高水平的醫者並不容易！古時經常反覆提醒，避免找尋中下水平的醫者，例如在《漢書》之中有一段這樣的話：

「以熱益熱，以寒增寒，不見於外，是所獨失也。故諺云：『有病不治，常得中醫。』」

——《漢書．藝文志》

這段話之中說了醫界名言：「有病不治，常得中醫」，句中所說的「中醫」是指中等水平的醫者，這段話說：「生病時如果不作治療，就像看一位中等水平的醫者一樣」，這樣說或許大家還不太明白，再說白一點——「如果你要找一位中等水平的醫者看，那就不如不要看了！」就像治療感冒，其實一般感冒一星期就會好，可是如果醫者不懂治療，還可能要治療一兩週甚至幾個月，那為什麼要辛苦自己呢？文中提到這種中等水平的醫者，治病或許不懂辨別外在現象，用熱藥治療熱病、寒藥治療寒病，當然就是診斷失誤了。《黃帝內經》也說過類似的話：

「上工平氣，中工亂脉，下工絕氣危生。故曰：下工不可不慎也」

——《靈樞．根結》

這裡說高水平的醫者可以使體內失衡的氣恢復平和，中等水平的醫者使脈象混亂，下等水平的醫者導致人體的氣絕甚至危及生命，鄭重提醒，不要找尋只是治病的醫者！最起碼要找尋中上等的醫者。

「明醫」難求！我經常在養生講座之中，詢問參加者：「在你看病的時候，你的醫生有否告訴你生病的生活原因？提醒你要注意改變？」通常現場大概只有一成人舉手！這種現象，正是你會反覆生病的原因了！因為你不知道自己為什麼會生病，也沒有因此作出改變。

驟然看可能會覺得，怎麼醫生那麼差，刻意隱瞞我，不給我知道病因從而不斷生病？就這個問題，首先要看你所遇到的是哪種水平的醫者，如果是中下水平的醫者，他的視角重點不是在預防疾病，他的目標是治好你這個人和你的病，那麼他不存在隱瞞你，他已經完成自己的能力責任了。如果你遇到的是高水平的醫者，他們理應告訴你生病的原因，可是想想看，上醫就好像一位老師、教練一樣，給病人指引，教導他怎樣改變生活，那麼作為老師，更需要找到適合的學生。

諺語說：「學生準備好，老師自然出現」，另一句話說：「師傅領進門，修行在個人」，在師生的關係上，是以學生為主導的，比如在我的講座之中，也經常問參加者一個問題：「你看病的時候有否主動問醫師，我為什麼會生病？我可以做什麼改變去預防疾病發生？」通常只有很少的人主動去問這問題。

比如一個人患有糖尿病去看醫師，其實糖尿病要治好很簡單，只要改變飲食，那就有機會逆轉過來！（可以參考《糖尿病有救了：完全逆轉！這樣做效果驚人》一書，二〇一五年柿子文化出版），可是當醫師跟病人說：「你哪些不可以吃，可以改吃什麼」的時候，許多患者就會表示：「這好難改變啊！」「除此之外，還有其他方法嗎？」「我不會改變的，你開藥就可以了」……當醫者經常聽到這一類的回應，就很難有動力對每一位患者孜孜不倦的提醒了。

其實，並非醫生刻意讓人「不斷生病」，高明的醫者都渴望患者的主動發問，渴求改變，而是我們作為病人的，有沒有主動去了解自己的問題。當然了，明醫難求，如果你找不到明醫，那就更需要自己掌握正確養生方法。

除了醫者水平可分三個層次，原來養生也可以分為下醫養生、中醫養生、上醫養生層次！下一章，我們一起來學習上醫養生法的奧祕。

第二章

上醫養生法的系統脈絡

本章系統介紹上醫養生法之理論，
三層養生階梯的對應健康狀態與特點，
幫助我們選擇正確的養生方式。

你是否覺得自己已經十分注重健康，注意飲食、生活作息，但還是經常容易生病、或者沒病卻周身不適？

這很可能是用錯了養生的方法！

跟治療方法一樣，治病方法有分治標治本，養生方法也是一樣，並非所有方法都是治本的。如果你只是選擇了治標的養生方法，沒有根本解決問題，疾病還是會反覆發生。選擇適合自己的養生方法，才可以幫助自己獲得完全健康。

傳統的中醫養生可以分為三類、三層，分別以橫向和縱向作為視角，透過縱橫兩個角度，建構起整全的養生架構。

從橫向而言，養生方法可以分為三大類，可以用「天、地、人」三才作為代表，分別為：

天：四時養生

地：飲食養生

人：情志養生

四時養生，就是順應天時而生活的養生，屬天；食物皆是從大地而來的，飲食養生屬地；情志養生，即是指情緒思想上的養生，是人所獨有的，因此屬人。

在天地人三者之中，何者最為重要？天地人三者之中，四時養生屬於外，外在的氣候環境對人體的影響；食物屬於既外且內，食物本身屬於身外之物，可是又會進入人體之中；情緒思想是完全從人內部生起的，屬於內。

古代的文化之中，重視內外的互動關係，而更為著重內因的作用，例如在《大學》一書的名言：「修身、齊家、治國、平天下」，就是先從內做好，再推己及人。養生也是一樣，只要做好內部，有時候外部做得不夠好也不要緊。當然外因也是不可忽略的，因此本書將會從外入內，層層遞進，先介紹四時養生，接著介紹飲食養生和情志養生。

三層養生階梯分類

古云：「下醫治已病，中醫治欲病，上醫治未病」，在養生時亦有這三種層次的對應養生方法，除了橫向的天地人方法分類之外，還有縱向的上中下醫層次分類，名為「三層養生階梯」：

下醫層次養生，是對應生病時候使用的，即是治病的方法。如在《傷寒卒病論》的原序之中有一段話說：「怪當今居世之士，曾不留神醫藥，精究方術，上以療君親之疾，下以救貧賤之厄，中以保身長全，以養其生」，文中指出學習醫藥方術治療的目的，其一是為了幫助自己「以養其生」。當然治病並非一般養生的概念，養生應該在於生活，可是吃藥針灸也是病人生活的一部分，例如現在不少人有病會自醫，自行抓藥針灸，他們也會覺得自己是在保養自己。當然有病自醫帶一定風險，因為治療最重要的並非手段，而是著重正確診斷為前提，才不會誤診誤治。

中醫層次養生，是對應病情較輕淺，或者欲要發病時候使用的養生方法。需要強調，這裡所說的「中醫層次」並非指中醫學，而是指中等水平的養生方法。這類養生方法著重的是「調養」，「調」的含義是調整恢復平衡，例如陰陽寒熱失衡的時候，採取對應的方法恢復平和，故此過程之中著重的是柔和舒適，效果目標一般是立竿見影，希望疾病不適盡快解決，離開病苦。

上醫層次養生，是對應疾病尚未發生，預防生病的養生方法。這類養生方法著重的是「鍛煉」，是在身體較為健康時候，主動強身健體，需要付出努

表 1. 三層養生階梯對應生命階段與養生特點表

層次	主要對應生命階段	著重要點	養生特點
上醫養生	未病	鍛煉	主動強身健體、需要付出努力，過程未必舒適，是長壽百歲方法，效果在未來出現。
中醫養生	輕病或欲病	調養	飲食寒熱溫涼平和、保養休息，過程柔和舒適，效果立竿見影。
下醫養生	生病	診斷	使用各種治療方法如針灸服藥等治療疾病，是被動的方式，透過外力幫助干預。

力，過程未必舒適，卻是獲得長壽百歲的方法，其效果往往在未來出現，未必立刻感覺得到。

十分有趣的一點是，中醫層次養生的確跟現代「中醫學」的養生觀較為一致，大部分的養生方法都在這一層次，而實際上中醫學的養生應當包括了上中下醫層次的養生在內，是整全的養生觀念。（注意：為了避免誤解，本書所說的「中醫」均是指「中醫層次養生」而言，若指傳統中國醫學，則會稱為「中醫學」。）

每種養生方式，可分三種等級，縱橫兩類養生方法一起看，總結成下表：

認識了三層次養生觀之後，就可以**按照自己生命階段**，**選擇適合自己的養生方法**。可是日常生活之中，人們經常混亂了三種層次的養生方法應用。例

表 2. 養生方法縱橫分類表

上醫—天 四時養生	**上醫—人** 情志養生	**上醫—地** 飲食養生
中醫—天 四時養生	**中醫—人** 情志養生	**中醫—地** 飲食養生
下醫—天 四時養生	**下醫—人** 情志養生	**下醫—地** 飲食養生

如在生病的時候，應當選擇治療，可是有些患者卻堅持不看病、不吃藥，希望只是透過食療、休息來康復，雖非不可，可是就容易延誤病情；在病情比較淺的時候，就應該轉變為養生的生活方式做調養，幫助自己加快康復，而不是依賴治療，可是不少人還是會一直服藥，如果沒有從生活中幫助自己，那麼病情就難以痊癒；如果病情已經痊癒，可是卻繼續用中醫層次的養生方法生活，那麼就無法提升自己健康，預防疾病發生，疾病即使好了，過一段時間還是會復發。

因此，**避免選錯養生方法！**否則最後傷害的只是自己。

三種層次養生，實際上並非三種截然分開的養生方式。剛開始接觸上醫養生法的概念，會以為「三層養生階梯」像是圖1的關係：

想像之中以為三個階梯是截然不同的層次，但是在真實生活之中，三者是互相交錯，無法

圖 1. 三層養生階梯想像圖

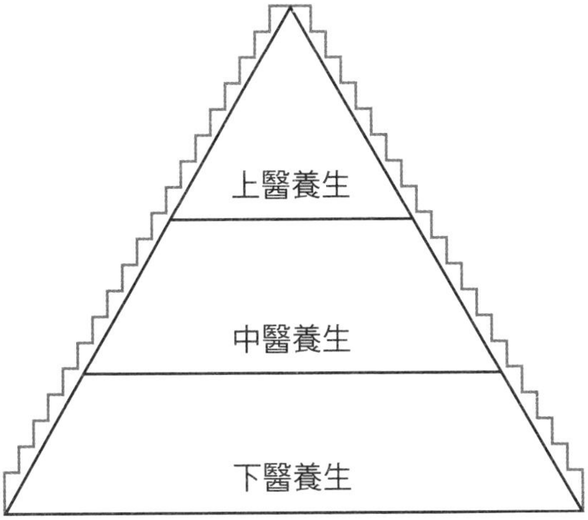

分開，在生病到健康的過程中，三者是互相融合逐步提升的過程，較為真實的示意圖如下：

如圖2所示，三層養生的範圍較為像是斜線的分層關係。例如下醫養生針對的是生病，可是亦可開始進行中醫養生的內容，還可以做少部分上醫養生的方式。具體而言，例如當一個人生病住院了，需要使用各種治療方法治病，可是生活上亦需要中醫層次的重視調養，而且亦需要考慮上醫層次的鍛煉，只是生病的時候鍛煉應該相對比較少，等待康復之後才逐步增加鍛煉。比如對於中風患者來說，走路或者握拳，對他來說已經一種鍛煉，也可屬於上醫養生層次，只是這種鍛煉的程度，對於上醫養生層次來說是比較簡單。

圖 2. 三層養生階梯示意圖（生病角度）

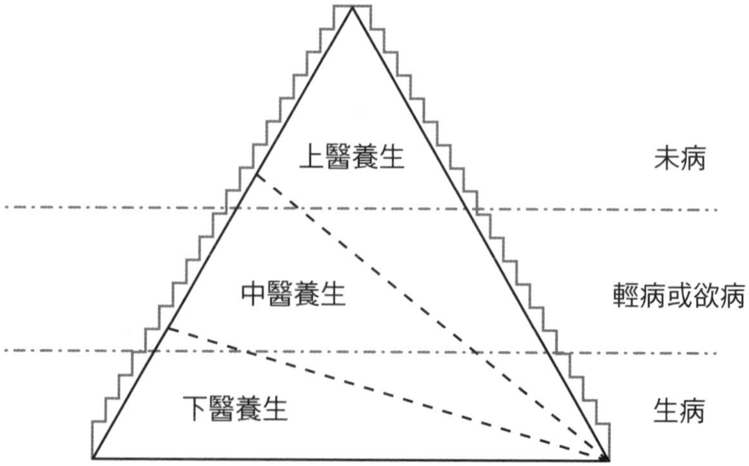

以上的圖表，主要是站在生病的角度而言，去看逐步康復以致健康的上升階梯，這樣的角度看，好像上醫養生是比較高層次、比較難達到的。可是如果從上古人們也可以達致長壽百歲的角度來看，應該是把以上的三角形倒過來看，如圖3：

從這個倒三角形的角度看，上醫養生層次理應是比較寬闊的，理想的角度看，如果人能夠活出健康生活的時候，是較少容易生病的，只是當身體逐步變差了，才會往下跌，需要更多休養甚至治療。這個倒三角形的圖表，除了是比喻上古時候人們的健康，也好比現在年輕人的狀態，年輕人通常較為健康、較少生病，因此較為習慣鍛煉身體，故此，在他們的世界，

圖 3. 三層養生階梯示意圖（健康角度）

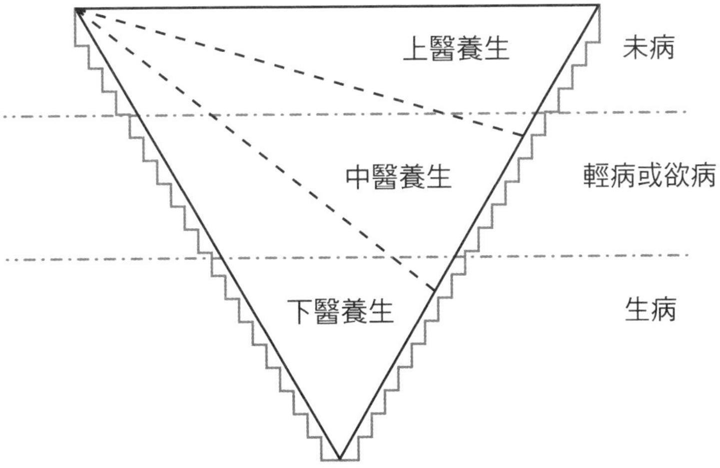

生病是較為罕有的事情。

以上兩個正三角形和倒三角形的示意圖，哪種較為正確？其實兩者都可以是正確！只是視角不同，視乎你的健康生病狀態，你所站在的視野就會有所不同。

你養生的方式能根治問題嗎？

中醫養生和下醫養生，是一般人較為熟知的方法，本書重點介紹上醫養生法的觀念。

上醫養生法的鍛煉，並不只是在於運動強身，在天地人三大類的養生之中，各有不同的鍛煉方法！

測試一下你平常的養生層次，我在養生講座之中經常問參加者：「如果你平常怕冷、手腳冰冷，你會用什麼方法幫助自己？」

一般人會說：「穿多點衣服，發熱衣，喝點熱水熱湯，喝薑茶，曬太陽，開暖氣暖風機，洗熱水澡，熱水泡腳，用發熱床墊……」

對，這些方法都可以讓你立刻溫暖舒服起來，屬於「中醫養生」的層次，可是這些方法沒有根本解決怕冷問題，當你不做這些方法的時候，身體很快還是怕冷，如果要「根治」怕冷問題，還有什麼方法？

有人說：「做運動。」

對，的確做運動可以強身健體，還有想到別的方法嗎？

有人打破寂靜說：「洗冷水澡！」

噢！這開始提到上醫養生的方法了，驟然一聽會不會覺得好變態？本身怕冷了，還要讓你洗冷水澡，不會冷死嗎？

先別焦急，深呼吸一口氣，放鬆一點，敞開自己的心，慢慢聽解說。

這是說真的！大家想想看，如果一個人能夠洗冷水澡，他肯定比較不怕冷！相反的，一個人習慣洗熱水澡，那就是比較怕冷的，這是因為一個人的怕冷程度才導致他選擇水溫，可是倒過來也對——是因為他的選擇，導致了他怕冷還是不怕冷。

首先我們要了解，上醫養生層次是針對沒有病的人，如果是怕冷的話，也是怕冷程度比較輕的人才可以這樣鍛煉。如果是怕冷得發抖，全身不適生病的患者，當然不適宜這樣鍛煉了。這就是上一節提到的——「按照自己生命階段，選擇適合自己的養生方法」。

誰都會怕冷，就算是健康的人到了嚴寒的環境也會怕冷，所以怕冷是相對而言的，並非健康人就不需要預防怕冷問題。

所謂「洗冷水澡」，不同人心目中對於「冷水」的定義不同，有人會想到冰水，有人會覺得是冰湖之中的水，可是冷水也可以是指室溫、沒有加熱的水，而夏季的室溫水跟冬季的室溫水也有不同溫度。

說要洗冷水澡，並非一下子就要你跳進冰海裡去！那樣任誰都會發生意外。凡是鍛煉，都需要循序漸進，比如你平常都沒運動，一下子去參加馬拉松，很容易會受傷放棄，如果平常沒有洗冷水澡的習慣，一下子在冬季洗冷水，當然很容易會生病，需要慢慢習慣，增加鍛煉強度，例如先在夏季洗冷水（室溫水），或者還是洗熱水澡但是水溫調低一點，讓身體適應。

上醫養生法的觀點，並非我所獨創，自古中醫學也有相關的記載。例如在元．曹世榮的《活幼心書》有一句名言：

「四時欲得小兒安，常要一分飢與寒。但願人皆依此法，自然諸疾不相干。」

這句話到了後來變成一句民間諺語：「若要小兒安，常保三分飢與寒」，兩段話雖然有點分別，究竟是「一分」還是「三分」飢與寒？其實並不重要，只是程度的差別問題，與體質狀態屬於上中下醫層次有關。這裡最重要的是提出一個觀念：養育小兒並非只是要保護、舒適，而是需要讓他有一點鍛煉挑戰！如果根據這樣的方法，自然各種疾病都「不相干」。

這種鍛煉法則，除了小兒之外，更適用於所有成人！這段話的價值，提醒我們：像小兒這麼嬌嫩的身軀，也需要有一點鍛煉，更何況是成人呢？

洗冷水真的可以幫助人不怕冷！類似的方法，例如生活在北方會下雪地方的人，比如中國的東北地區，遼寧、吉林、黑龍江等生活在寒冷地區的人，他們的體格一般是怎麼樣呢？大多比較魁梧壯實。實際上動物學也有一種規律，稱為伯格曼法（Bergmann's rule），是指恆溫動物的同一物種，在更寒冷的地區生活，體積會變得較大，比如北極熊比其他地區的熊體型更龐大。

例如有新聞報導，在俄羅斯西伯利亞地區氣溫只有攝氏負二十五度，但當地一些幼兒園學生卻只穿泳衣褲，赤腳在雪上玩耍一會，期間用冰冷的水洗身！這類遊戲在日本的幼兒園也經常出現，而且日本的小學生經常都是穿短褲裙子、冬天不穿襪子，目的就是訓練孩子的耐寒能力。

寒冷訓練並非外國人的專利，這類做法在古代中國已有提倡，例如武術界有一句名言說：「夏練三伏，冬練三九」，所謂三伏天和三九天，就是指夏季最熱和冬季最冷的日子，這些時候還是要練功！提醒習武之人即使極端天氣環境，仍是鍛煉身體的好時候。

這些就是「遇強愈強」、「適者生存」的道理！當人受到更大的外在環境挑戰，人體就會提升自己的能力，去應付環境所需。《孟子》也有一句名言：「生於憂患，死於安樂」，更提到「故天將降大任於是人也，必先苦其心志，勞其筋骨，餓其體膚……」，當中就是強調要成為一個更好的人，需要提早給自己身心鍛煉。

上醫養生法所提倡的是「鍛煉」，並非只是運動，除了以上提到鍛煉耐受寒冷的方法外，還有非常多的鍛煉方法！四時養生、飲食養生與情志養生，也有上醫鍛煉的方式，本書將逐一介紹。凡是鍛煉，需要經過學習，避免發生意外受傷，因此建議讀完本章之後再開始嘗試。

啟動自癒力，生病必有因

如果你已經很注重健康養生，可是還經常反覆生病，那就是因為你所選擇的，只是停留在中醫養生層次，這層次的最大問題是——依賴！

中醫層次本身並非錯誤，如果生病或者在病輕、欲病的時候，應當好好讓自己舒服，讓身體逐漸恢復過來，可是如果一直維持這樣的生活方式，那就只會停留在這一個層次上。例如生病時應當多休息、多睡覺，少運動，可是如果將這樣的生活方式一直維持下去而不去鍛煉身體，每逢鍛煉都說疲累，那就無法擺脫惡性循環。

要擺脫依賴，唯有依靠自己的努力，把自己從疾病之中擺脫出來。

凡是生病必有原因，上醫養生法所提倡的，就是預防疾病發生，那就是要「治病必求於本」，治本才能根治問題。

人為什麼會生病？這個基本的問題，牽涉到中醫的發病觀。試試看回答以下問題。

「你上一次患感冒，是什麼原因所引起的？」

因為我受寒了？因為天氣不好颳風下雨？因為被家人朋友傳染了？因為細菌病毒入侵了？因為居住的地方比較潮濕？因為被商場或者公車的空調吹著了？因為食物不乾淨？吃了太多熱氣食物？工作壓力大？老闆對我不好？因為被人罵了一頓？……

「原因」可以有千百種，而中醫的角度將之簡化為「正邪」兩方面，正氣和邪氣的關係是導致生病的主要原因，而中醫的角度看，你覺得以下哪句話比較正確？

1. 邪氣容易傷害身體正氣，所以要小心避邪？

2. 正氣虛才容易感受邪氣，所以要增強正氣？

如果這樣刻意提問，相信大部分人都明白，是第二項比較符合中醫的看法，所謂「邪不能勝正」！可是回想一下前一個感冒原因的問題，如果你的回答像是上面提到的外在原因，受寒了、被傳染了、環境不好等，那都算是第一項的觀念，其實大部分人總是覺得外在因素是導致生病的原因。

《黃帝內經》不斷反覆提醒，人生病的原因，是自身的正氣虛弱為主導：

「正氣存內，邪不可干。」——《素問．刺法論》

「邪之所湊，其氣必虛。」——《素問．評熱病論》

「風雨寒熱，不得虛，邪不能獨傷人。」——《靈樞．百病始生》

這三段文字反覆強調同一個概念：體內的正氣充足，邪氣就不會干犯人體；邪氣所湊集之處，是因為該部位的正氣虛弱了，邪氣才會侵犯；就像風雨寒熱這些外在邪氣，如果沒有遇到人體正值虛弱，邪氣是不能傷害到人的。

正氣與邪氣本身是一體的，所謂「水能覆舟，亦能載舟」，比如像寒氣，寒氣好像會傷害人，可是如果大自然沒有寒氣只有熱氣，那就會造成熱浪火災，出現生態災難。人體也是一樣，各種氣本身也可以是正常之氣，只是當人體虛弱了之後，大自然之氣就會容易變成邪氣了！就好像冬季天氣寒冷，對某些人來說覺得很舒服，有些人就很害怕，這就看自己身體的正氣狀態如何。

生病的關鍵是正氣，從疾病中被療癒的關鍵還是「正氣」！要啟動人體的自癒能力，首要任務就是如何提升正氣。上醫養生法的觀念，就是透過鍛煉提升人的正氣，擴充自己正氣的容量，從而預防邪氣侵犯，幫助人自身正氣抗邪。

養生方式跟性格有關

雖然傳統中醫學比較認為生病是因為正氣虛弱所導致，可是相信你也聽過，有些醫者會說：你這個病就是因為受寒導致，因為你濕氣重，因為飲食生冷食物……按我的理解，這是因為作為中醫師，也可以分成兩類人，一類比較傾向邪氣侵犯人才導致生病，另一類認為正氣虛才導致人生病，因此他們的行醫態度就截然不同，可參考表3。

這裡用陰陽兩類的特性，做為對醫者診治觀念的分類。屬陰的一類是傾向認為「邪氣侵犯人才導致生病」，因此他們會較為害怕邪氣，會努力驅趕和避開邪氣，在診療層面上，他們生病了就希望盡快吃藥幫助身體驅趕邪氣，而治療的時候如果處方開藥，就會喜歡開多點藥，一次驅

表 3. 中醫師的兩類診治觀

陰	陽
生病時喜歡吃藥治療	生病時不喜歡吃藥治療
處方藥味多、劑量輕	處方藥味少、劑量重
治病力求平穩	治病療效至上

除各種邪氣，但又怕藥物傷害正氣，因此處方藥量較輕，治療的時候力求平穩，避免傷害身體。

屬陽的一類是傾向認為「正氣虛才導致人生病」，因此他們生病時比較相信自身的正氣充足，就可以對抗邪氣而自癒，生病了不一定要吃藥也可以自己好過來，如果真的要吃藥，他們會希望快一點病好，用少一點的藥，專注處理關鍵的正邪問題，而且劑量重一點也不用怕傷害正氣，治療的時候以療效為上，希望尋求最快解決生病的方法。

這兩類的診治觀念區別，跟醫者自身的性格有關，實際上是他們學醫之前的生命態度所導致：

屬陰的醫者，他們學醫的動機，一般是從小體弱多病，故此希望學醫自救，自信較為不足，

表 4. 中醫師的兩類人生觀

陰	陽
從小體弱多病	從小健康少病
自信不足	自信充足
不喜歡運動	喜歡運動
負面人生觀	正面人生觀
相信邪能勝正	相信正能勝邪

容易生病身體較弱，故此不太耐受鍛煉身體，生活比較傾向舒適悠閒，避免環境邪氣所傷。他們的人生觀較為負面悲觀，相信「邪氣總是會傷害正氣」，因此他們比較推崇「中醫層次」的養生方式。

屬陽的醫者，他們學醫的動機，並非因為從小體弱多病，反而是小時候身體比較健康少生病，因此自信比較充足，也比較喜歡運動強身，他們學醫是希望可以將醫道跟人分享，幫助更多人預防疾病發生，而不只是治病。他們的人生觀較為正面樂觀，相信「邪不能勝正」，即是相信正氣可以幫助人體自癒，因此他們比較推崇「上醫層次」的養生方式。

以上論述醫者的兩種傾向，導致選擇養生方法的傾向不同，是兩類典型的理論模型，實際上不少醫者可能是側重在陰多陽少，或者陽多陰少，互有交錯。

其實這不單是醫者的養生觀不同，也是每一個人選擇養生的傾向，為什麼有些人習慣停留在中醫養生？有些人則喜歡上醫養生？這都跟自己的性情有關，所謂「同氣相求」，屬陰的人喜歡找屬陰的醫者、養生資訊，反之亦然。

每個人都有陰陽兩面！每個人也有悲觀的時候，或者對某些事情較沒信心、某些事情較為有信心，因此在養生的選擇上，或者我們對自己健康某部分不夠信心，某部分比較有信心，這也是十分正常的。本書提倡「養生階梯」，幫助我們看到整全的養生架構，如何幫助每一個人，知道自己身處的位置，然後一步一步往上走，走到更光明的一面。

上醫養生法的觀念，就是不會將所有邪氣都看待成負面的，例如接納寒冷的挑戰，也可以是幫助強身的方法！這不單是養生觀念的轉變，甚至乎是人生觀的態度，幫助我們更中性地看待看似傷害自己的事物。

什麼是治本？什麼才是病因？

「治病必求於本」，凡是生病必有因，解決疾病根本原因就是治本，可是什麼叫病因？

一般病人問醫生：「我為什麼會生這個病？」通常醫者都是跟你從醫理上解釋原因，例如西醫會解釋，是什麼細菌病毒，哪個器官出毛病，什麼組織細胞，或者是身體哪些化學物質出問題；如果從中醫的角度解釋，就會說你的正氣邪氣，風寒濕熱，陰陽氣血，五臟六腑，經絡筋骨等不同的原因解釋。

以上這些原因解釋，很多時候就算說出來了，病人還是一頭霧水。例如西醫告訴你：你患了腎小球腎炎之中的IgA腎病，或者中醫告訴你得了痺證之中的風寒濕痺，這樣說來你好像清楚知道一個名詞，但背後的意義是什麼，其實不太清楚。其實醫學診斷的解釋，目的是為了醫者做出治療選擇使用的，對於病人來說，最重要是知道：我生病的生活層面成因。

中醫學的基本理論認為，所謂「病因」有三類，分別稱為外因、內因、不內外因。外因就是邪氣，包括各種氣候和環境因素；內因就是七情，是從內而生的；不內外因就是指飲食，也包括各種其他原因，例如蟲獸所傷、刀槍外傷等其他因素。實際上這三類病因，就是天地人三大類養生沒做好的結果，因此凡是生病，都一定可以從這三大類原因之中找尋答案。

而在三類病因之中，情志致病的因素最為重要，因為情志直接影響人體氣血，亦即影響人的正氣，如果一個人的情志比較好，那麼他的氣血就比較通順，就不容易生病。亦即情志是影響「正氣存內，邪不可干」的直接因素，凡是生病也可以有心靈層面的解釋，甚至可以說所有病也是「心病」！這方面可參考我的另一部著作《向癒》之中的介紹。

情志就是指人的情緒思想，當一個人有某種情志偏向，就會形成獨特的性格，性格又會影響健康疾病，甚至自己的命運。因此性格、體質的傾向，更是生病的背後原因。

而人的情志性格，又與我們的父母遺傳、家庭環境、成長教育、兄弟姐妹、家族模式、工作生活等也有關係，這些都是塑造出我們的情志性格的原因。因此如果要說生病原因，還需回到真實生活之中，從整個人的生命故事之中去找尋。

除此以外，性格雖然與各種因素有關，可是相同的父母可以有多個兒女，每一個兒女的性格也有所不同，就是說性格是天生的！是上天所賦予的，從中醫來看這是人的「心神」所造成的特點，每一個人的心神也是獨特的，這個心中所藏的「神」是從天地而來，每一個人來到這個世界的時候，都是帶著一些特質、天賦、使命而來，因此如果一個人能夠活出順應自己心神的人生，他自然會情志順暢，順心如意的活著，可是如果他一直過著違背自己心神的生活，他的健康一定會受到影響，生病就是為了提醒你要做回自己。這就是《向癒》一書的主要觀點，人的健康需要從治病⇩治人⇩治心⇩治神層層遞進。

以上的各個層面，都是「病因」！生病的原因都是複雜的，每一個層面的原因也是環環緊扣，互有聯繫。例如一個人沒有做自己喜歡的事情，他就會不開心了，不開心可能會更沒有動力去工作生活運動，也會經常吃一些重口味的食物去讓自己開心，大魚大肉，這就是得了「飲食成癮症」（可以參考我另一部著作《根本飲食法》的介紹），飲食生活各方面不健康，因此就容易生病了。

上醫養生法著重治本，直接面對問題的根本原因，解決它、面對它、消除它、克服它、超越它，那麼疾病就會自然離你而去。上醫養生法的立足點，主要在基本中醫學的「病因」三大類層次，從四時養生、飲食養生與情志養生的角度切入，繼而嘗試探索各種生活上的病因可能。

上醫養生的十條原則

方向比努力更為重要。一個人很努力的爬山，可是卻走錯了方向，縱使再怎麼努力，永遠達不到目的地。

上醫養生法是養生的終極目標，讓我們活出終極健康。可是要攀登健康的高峰之前，需要清楚明白其理念與方法，錯誤理解上醫養生觀念，只是一味盲目鍛煉，這未必能夠帶領你到目的地。以下介紹我多年來研究應用上醫養生，所總結出來的十條上醫養生原則。

第一條：沒有一種養生方法是必須做的

本書所介紹的上醫養生法之中，有許多種具體養生方式建議，需要強調，並沒有一種方法是一定人人適合的，沒有一種是每個人都必須要做的。實際上，不單是上醫養生法，所有的養生方式也是一樣。

養生就是健康生活，生活方式因人而異，與不同的地區的生活環境、文化歷史息息相關。例如有些地方的人認為吃米飯很重要，卻有些地方的人完全不吃飯只吃麵條、麵包或者馬鈴薯，實際上沒有一種是一定必須吃的，吃什麼是你的選擇。

本書提議的養生方法，做了或許會對你有益處，也必須要視乎自己身體的狀態是否適合，因應自己的個人情況作出選擇。上醫養生所提倡的方法偏向治本，如果真的治本，就不需要天天做、長期進行，如果需要長期做才能夠舒適的，那就屬於中醫養生層次，會造成依賴。

本書所介紹的方法，並非期望每位讀者都要遵從，而是透過基本生活養生方法為例子，以便大家舉一反三，不需要拘泥某種技巧。

第二條：養生就是順應自然而生活

養生就是健康生活，而健康的生活必然是順應自然，而不是違背自然的。

上醫養生法同樣強調需要順應自然，不過大家可能會想，例如前述怕冷的解決方法，好像是違背自然？可是大家別忘記，順應自然不等於「舒服」，「順」和「養」這些名詞讓我們感覺都是柔和的，但別忘記大自然是「嚴厲」的，天要下雨就下雨、要乾旱就乾旱，夏季酷熱冬季嚴寒，這些都是大自然給人的挑戰，真正的順應自然，就是要學會怎樣跟天地共處。

上醫養生法是更加順應自然的養生方法。例如中醫養生的層面來看，夏季就要消暑、避開太熱的環境，冬季就要保暖，避免寒冷所傷，而上醫養生的角度就是不用怕大自然給人的挑戰，夏季讓自己熱一點、不要怕熱，冬季讓自己冷一點、不要怕冷。從這樣的對比，就讓我們看到，中醫養生層次看似順應自然，但實際上是害怕自然、對抗自然，盡量跟自然規律相反而行地生活，而上醫養生是則是真正順應自然的養生觀。

第三條：養生之道重於養生之術

傳統文化認為「道重於術」，道就是規律、法則，養生之道比養生之術重要。

本書之中會提到許多具體的上醫養生方法技巧，可是別忘了背後的養生之法則更為重要！因為方法是死的，道理是活的，書中所教導的方法看似固定的，實際上明白天地之道的運作、人體的運作方式，才是幫助我們舉一反三的條件，避免我們執著於技巧，而忘記了靈活變通。

沒有一種養生方法絕對好或絕對壞，就好像吃人參可以很補，可是人參使用不當也可以是毒藥！養生也是一樣，比如洗冷水澡對某些人來說會傷害身體，對某些人來說可以強身健體，這都要視乎體質病情狀況作出選擇。這就是養生之道重於養生之術的背後原因，因為如果只是執著在方法，而不明白背後的道理，就很容易誤用而造成傷害，需要視乎自己身體需要而選擇。

第四條：養生方法需要三因制宜

養生需要個體化進行，按照每個人體質生命階段進行，繼而考慮天地人三大類養生的安排。

養生還需要三因制宜，即是因時、因地、因人而靈活變通。例如因為不同的年齡、人生階段而變化；因為不同地方的氣候環境、季節變化規律、文化、水土食物等作出選擇；最重要還是因人而異，按照自己生命階段狀態，選擇上醫、中醫和下醫的養生層次側重。在使用養生方法過程中，經常保持察覺，敏感自己的身體反應，隨時做出調整。

養生方法的選擇，必須聆聽身體的聲音，察覺身體的反應，親身嘗試，隨時調整。切勿盲信權威或者科學研究，科學研究總有局限性，適合某群體的人，不代表適合你這個個體。這裡的意思不是反對科學，權威和科學研究可作參考，而且要用科學實事求是的精神，用自身身體反應做實驗。

再次提醒，沒有一種養生法一定要一輩子堅持做的！凡事過猶不及，縱使再好的養生方法，不適合自己的狀態，做得太過也可以有害。

第五條：鍛煉需要循序漸進

鍛煉的主要目的，其實是鍛煉「回復平衡的能力」。就是打破身體的平衡，再讓身體有自己回復的能力，自我穩定的功能。因此鍛煉其實帶有「小受傷」的意味，同時避免太過受傷，無法回復平衡。這類似於生物學上說的「自穩態」

（homeostatsis），也像人們常說的「小病是福」，有時候生一些小病，能夠增加抵抗力。

但是每個人的「回復平衡的能力」的寬度不同，有些人鍛煉跑步，一下子就可以跑很長時間，有些人一開始的時候只能跑上一、二分鐘，尤其是年老體虛者，這方面尤為注意。要知道自己能力的界限，不要嘗試過分突破。

上醫養生強調鍛煉，凡是鍛煉都必須要循序漸進，如果能夠有相關範疇的「教練」、參與課程，經過專人指導，當然更容易入門。可是如果找不到老師指點，需要自學，就要慢慢摸索，逐步嘗試。

鍛煉的過程總會犯錯，如果不小心鍛煉太過、受傷了，沒關係，那就退一步回到中醫養生層次，先讓自己恢復過來，日後檢討之後再嘗試。所謂「犯錯」其實也不是真的錯，是因為跟不上自己身心的變動，因此需要密切觀察、隨時調整，從失敗經驗中學習。

第六條：鍛煉身體宜健康時進行

鍛煉該在身體健康時做，而不是在生病時才鍛煉。假如要練習跑馬拉松，沒有人會在生病時才特別去跑吧！生病了當然要休息，所謂「留得青山在，不怕沒柴燒」，鍛煉的目的是為了讓身體更健康，可以有更多力量生活做事，而不是為了鍛煉而鍛煉。縱使上醫養生有多好，也需要適時停止，許多習慣鍛煉身體的人，往往不懂得照顧自己，生病也不懂休息，所謂「知恥近乎勇」，懂得放下也是另一種內心鍛煉。

要鍛煉當然是在比較好的狀態時開始的，所以中醫學所說的「上工治未病」，是指在健康的時候要開始防病。當然，不是說生病時完全不可以鍛煉，而是整個鍛煉的強度就要降低，生病時鍛煉只是輔助，首要是透過中醫和下醫層次幫助康復，到了康復之後才加強上醫養生方法。

第七條：鍛煉身體亦需要注意保養平衡

上醫養生並非否定中醫和下醫養生，三種層次的養生觀是相輔相成的。在整個生命過程中，人總會生病，我們找不到一個人是沒病過的，因此生病時看醫生做治療，這是正常不過，並非需要怪責自己，為什麼我的上醫養生做不好？

在每天的養生之中，鍛煉總是間斷性的，不是長期一天二十四小時進行，需要找尋適合自己的鍛煉量。例如練習跑步，不可能整天在跑、天天在跑吧，人總要睡覺吃飯休息。比如洗冷水澡，也只是做幾分鐘，總得有一個停止的時間，之後也需要保養照顧自己。因此儘管是每天進行上醫養生方法的人，也總會帶有中醫養生層次的生活方式，兩者並不矛盾，而是相輔相成。

上醫養生切忌一蹴即至，想一步就成功，於是就一心想鍛煉而不去保養自己，忘記了平衡。動與靜、鍛煉和保養是陰陽的兩端，平衡是十分重要的，例如跑步後，可以洗一個熱水澡，讓身體休息、吃東西補充能量；例如洗冷水澡之後，也需要趕快擦乾身體穿衣服，讓身體恢復溫暖等。這都是中庸之道的重要性，這一個平衡的「法度」怎麼掌握，就是生活的藝術了！需要每一個人去找尋，也是生活的趣味所在。

第八條：鍛煉目的不是為了追求極端

鍛煉目的是為了擴張邊界，將身體的潛能打開，讓自己身體變得更加健康強壯。

鍛煉是希望我們可以挑戰自己，敢於突破自己的框框，但是這並非要追求極端。上醫養生觀念中強調鍛煉身體，可是每當我們想到鍛煉的時候，或許會有西方文化之中「人定勝天」的感覺，好像我們要鍛煉身體變得更強壯，那我們就可以不用理會天道法則，這當然不是了！

人雖然有無限潛能，但是物質肉體總有限制，當不小心跨越自己的邊界時，那也可能是生命終結的時候。人生在世，獲得健康是為了讓我們可以有更多力量，去做生活中想做的事情，鍛煉並非只是為了鍛煉，而是為了有健康的體魄去完成人生的工作，因此上醫養生的鍛煉程度，不需要挑戰最高難度，而是給自己制定符合效益的目標。

第九條：建立正面鍛煉態度

上醫養生法提倡鍛煉養生，或許讓不少人卻步，感覺「好辛苦啊！」鍛煉不一定辛苦！其實辛苦往往是成年人的想法，因為身體太疲累之後，就沒力氣跳出自己的舒適區。試想想看，如果是小孩子，他們通常都是充滿活力到處跑，什麼都去嘗試而不覺得累。好像小孩子學習走路、學習騎自行車，這對他們來說都是一種鍛煉，可是他們往往不怕辛苦，跌倒了還是會站起來再嘗試。

因此鍛煉不覺得辛苦的首要心態，就是要將之當成「遊戲」一樣，是一種探索、是一種體驗，不怕失敗。

又以遠足做例子，通常爬山過程都很用力氣，可是當登頂之後，看著眼前一切風光，就會覺得疲累盡消！鍛煉的過程也是一樣，往往是一開始比較辛苦，後來比較順暢，到了習慣了之後，反而就會上癮了，即使這次爬山多辛苦，沒多久還會心癢想再嘗試！

學習「樂受」，享受痛苦，就好像吃辛辣食物一樣，食物有一點辣味才刺激呢！人生和養生都是一樣。

第十條：不要執著於上醫養生法

最後一點，看完這本書之後，或者你會迷上了上醫養生法！可是我想再次忠告提醒，千萬不要執著於上醫養生法。

上醫養生提倡鍛煉，可是沒有人說你不可以享受舒適生活啊！上醫養生並非否定中醫養生，現在已經不是活在艱苦的時代，上醫養生並非提倡要刻苦清貧的生活。這是平衡的問題，為了提升健康可以多一點鍛煉，也切勿忘記要照顧自己。現代都市人的生活之中，往往都是習慣了勤勞工作生活，最缺乏的反而是休息、好好照顧自己、愛自己！

掌握上醫養生與中醫養生、鍛煉和保養之間的平衡，這一點也是屬於上醫養生之中的情志養生心法呢！

第三章

生活作息——四時養生篇

本章介紹四時養生的理論，以及因為四時養生不當而導致的常見病，如何順應季節而生活。

中醫層次：按季節特點作息生活，例如：夏季吃寒涼食物、穿少點衣服、注意避暑；冬季吃溫熱性食物、穿多點衣服、注意避寒。

上醫層次：更加順應四時特點生活，挑戰自己，例如：夏季洗熱水澡、多作戶外活動、曬太陽、吃辛辣食物；冬天洗冷水澡、少穿衣服、吃寒涼食物。

由於下醫養生是治療方法，主要是醫者所學習的內容，並非本書主要討論範圍內；中醫養生也是多數養生著作主要討論的內容，本書主要介紹上醫養生層次的理念與方法，並與中醫養生作參照對比。

「四時」是什麼？

所謂「四時」，就是將一年分成四個時段，亦即四季的意思。四時養生的概念，是指順應天時、天地規律的養生之道，不只談四季規律，亦包括各種時間養生，例如一年、一天的養生等。

談到四時養生，首先要懂得「天道」的規律如何，四季二十四節氣是怎麼來的？這與地球環繞太陽運行的規律有密切關係。首先參考下圖4：

四季如何產生？天文學的基本知識，地球有自轉、有公轉，當地球圍繞太陽公轉一周，就是地球的一年。由於地球圍繞太陽運行是橢圓形的軌道，加上地球的傾斜自轉軸，導致南北半球每天日照時間有長短差異，

圖 4. 地球公轉與二十四節氣關係圖

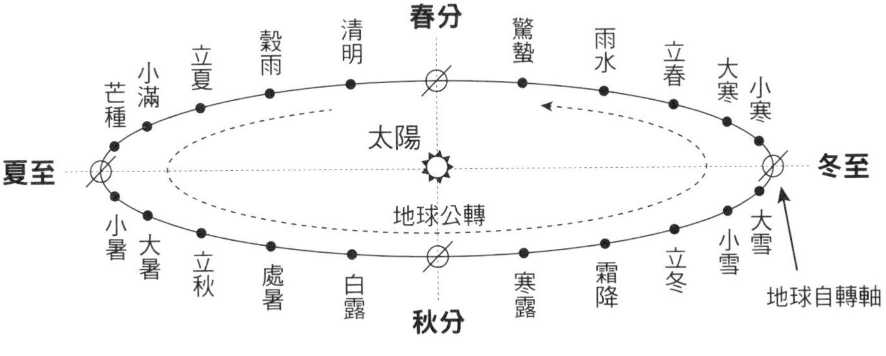

因此地球不同位置有時候離太陽較遠，有時候離太陽較近，於是形成了一年四季的規律。而四季的時間軌道之中，每一個季節平均分成六個時段，就形成了二十四節氣，即是將一年細分成二十四節時段。值得一提的是，二十四節氣屬於「陽曆曆法」，而不是「陰曆曆法」，傳統中國的曆法是陰陽合曆，陽曆是指太陽的曆法，陰曆是月亮的曆法，而現在所說的「農曆」則是包含了兩種曆法在內的傳統曆法，其中二十四節氣屬於陽曆曆法，例如初一、十五月亮週期則屬於陰曆曆法。

表5總結了傳統曆法的四季與月份對應、節氣以及陽曆的具體日期。由於二十四節氣是跟著太陽的曆法，而現代西曆理論同樣是太陽的曆法，因此二十四節氣基本固定在每年的一～三天西曆日期。亦有人將二十四節氣總結為「二十四節氣歌」，方便大家記憶：

春雨驚春清穀天，夏滿芒夏暑相連，秋處露秋寒霜降，冬雪雪冬小大寒

上半年來六廿一，下半年是八廿三，每月兩節不變更，最多相差一兩天

表 5. 四季月份與二十四節氣日期表

季節	陰曆月份	節氣	陽曆日期
春	正月	立春	2/3 ～ 2/5
		雨水	2/18 ～ 2/20
	二月	驚蟄	3/5 ～ 3/7
		春分	3/20 ～ 3/22
	三月	清明	4/4 ～ 4/6
		穀雨	4/19 ～ 4/21
夏	四月	立夏	5/5 ～ 5/7
		小滿	5/20 ～ 5/22
	五月	芒種	6/5 ～ 6/7
		夏至	6/20 ～ 6/22
	六月	小暑	7/6 ～ 7/8
		大暑	7/22 ～ 7/24
秋	七月	立秋	8/7 ～ 8/9
		處暑	8/22 ～ 8/24
	八月	白露	9/7 ～ 9/9
		秋分	9/22 ～ 9/24
	九月	寒露	10/7 ～ 10/9
		霜降	10/23 ～ 10/24
冬	十月	立冬	11/7 ～ 11/8
		小雪	11/21 ～ 11/23
	十一月	大雪	12/6 ～ 12/8
		冬至	12/21 ～ 12/23
	十二月	小寒	1/5 ～ 1/7
		大寒	1/19 ～ 1/21

四季與二十四節氣屬於陽曆曆法，與太陽有密切關係，從中醫的角度來看，四季的規律是由於陽氣的升降出入所產生，參考圖5：

在春季時陽氣上升外出，到了夏季陽氣到達頂點後，陽氣開始下降內收，冬至到達最低點之後又再上升，如此往復循環，周而復始。更具體一點，四季的規律跟二十四節氣的四個點：「二分二至」，即春分、秋分、夏至、冬至等四個節氣最為關鍵。參考圖6：

過了冬至之後，從曆法上就是新一年的開始，這時候是陽氣收藏到最低點，天文上，冬至就是一天之中黑夜到了最長時間、白晝最短，過了這一天之後白晝時間就會逐漸增加，整個天之陽氣逐步轉入生

圖 5. 天之陽氣四季升降圖

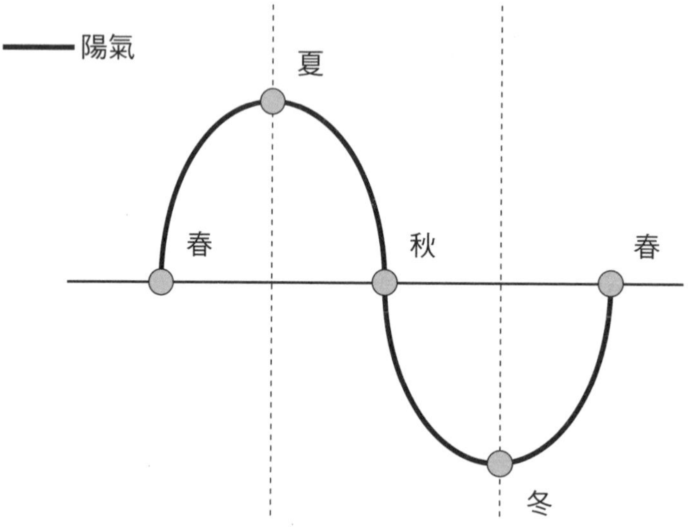

長。陽氣一直上升到夏至的時候，就是陽氣升發到了最高點，在天文上，夏至是一天之中白晝最長時間、黑夜最短，過了這一天後黑夜時間就會逐漸增加，整個天之陽氣逐步轉入收藏。至於春分、秋分，就是一年之中，晝夜長短相同的日子，「二分二至」也是四季每一季到了中段的時候。這就是天之陽氣的生長收藏規律。

圖 6. 天之陽氣「二分二至」升降圖

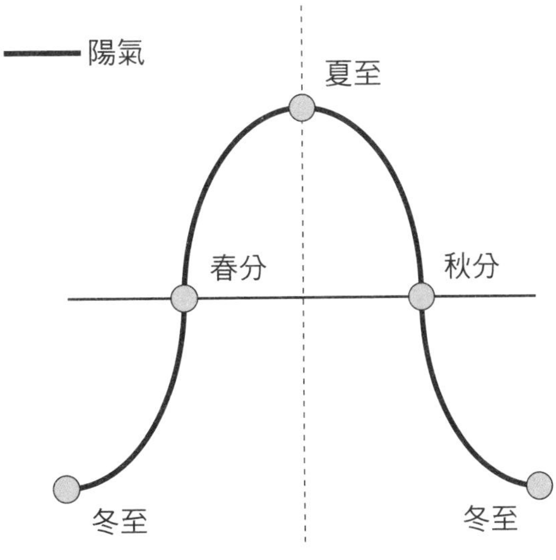

節氣規律影響全球

生活在城市之人，往往不太察覺天地的變化，大部分時間生活在室內，夏天開冷氣冬天開暖氣，好像不用理會這些天氣變化？這就是不少人身體總是虛弱的原因之一！就像地心引力，無所不在，影響著地球每一個人一樣，天的陽氣升降出入，就算你躲在室內還是會受影響的，可以測試自己的身體感受，假如某天早上起床天晴陽光普照，睡醒就會比較精神，陰雨綿綿就會不容易睡醒感覺昏沉，就算你在沒有窗戶的室內之中，也會感受得到這種變化。

節氣規律並非只是寒熱的溫度變化，這是一股氣、一股能量，會牽動人身體的陽氣運行，即「天人相應」。

再者，二十四節氣的規律之中，好像有些節氣跟我們無關了，例如我們大部分人不是務農，穀雨、小滿、芒種失去了本來的意義，又如像生活在沒有下雪的地方，霜降、小雪、大雪只是一個傳說。二十四節氣的設立，本身是為了中原四季分明的地區而設的，生活在其他地區的人，可能感覺二十四節氣不夠實用。可是，「節氣」的概念十分重要，節氣可以適用於全球！

當然這裡要先說清楚，「節氣」不等於「二十四節氣」，節氣是指將一年成分不同的節，了解當時天地之氣的規律特點。最常說的節氣當然是四季了，就是將一年分四節，所以稱為季「節」；更簡單的，就是將一年分成上下兩節，分陰陽、寒熱、生長與收藏；更仔細的，在《黃帝內經》之中對於一年有不同分類方法，例如可以用五行分類，將一年分成春、夏、長夏、秋、冬等五個節；還有「六節」之說，又稱「六氣」，即一年分六個季節；還有更仔細的說法，《黃帝內經》有句話說：「三百六十五節氣」，將一年分成三百六十五節段，實際上就是三百六十五日了！參考另一段經文解說：

「黃帝問曰：余聞天以六六之節，以成一歲，人以九九制會，計人亦有三百六十五節以為天地久矣……天為陽，地為陰；日為陽，月為陰。行有分紀，周有道理，日行一度，月行十三度而有奇焉，故大小月三百六十五日而成歲，積氣餘而盈閏矣。立端於始，表正於中，推餘於終，而天度畢矣。」

——《素問．六節藏象論》

這段文字解說了天地日月陰陽的運行規律，一年如何產生，與現在天文學的觀察基本相同，可以看到古人的科技水平甚高！其中也重點提到人體也有三百六十五節（氣穴），與一年三百六十五日對應。

節氣的思想是指將一年分成不同的節段，觀察天地之氣的不同變化規律，從而了解人如何與之相應生活，實際上「節氣」並非只有一種二十四節氣，只是因為二十四節氣比較實用於農耕生活而較為廣泛推廣。這就好像說「性格」，可以分成四型性格、五型性格、九型、十六型、二十五型……非常多的分類，而無論是哪一種分類，都是從不同角度去認識性格，並非哪種分類一定最好，而是我們知道人的確有性格之分。

節氣也是一樣，無論你身處在地球那一個國家地區，都一定會受到節氣的影響，有些地方四季分明，能夠應用二十四節氣，亞熱帶地區冬季較短，而即使熱帶地區，沒有明顯四季，但也會有季節天氣較冷較熱、較乾較濕，這也是節氣的影響，也有以上圖5和6的陰陽生長收藏規律，只是這個規律的日期和波動幅度會因為你所處的地方有所不同。

因此，只要你生活在地球，你就需要了解你所生活地區的節氣規律，最基本需要明白太陽對地球的影響，中醫上就是陽氣的生長收藏規律特點。

天人相應的延遲理論

明白了以上「天道」的運行規律，本節進一步介紹「天與地」的互動變化關係。地道，就是指地球之道、規律，地球並非獨立存在，與太陽、月亮以及整個宇宙都互相影響。

首先從二十四節氣的規律來看，在冬至之後還有小寒、大寒，夏至之後還有小暑、大暑，為什麼冬至是陽氣到了最低點了，之後還會更寒冷？夏至是陽氣最高點了，為什麼之後還會更炎熱？這是常見的天地規律相應「延遲」問題。參見左頁圖7。

冬至之時，天之陽氣收藏到了最低點，天氣嚴寒，大地已經吸收從天而來的寒冷能量，過了冬至之後，雖然太陽日照已經逐漸增加，理應逐步暖和，可是大地本身吸收積蓄的寒氣仍未消散，大地的寒氣釋放還需要經過一段時間，因此冬至之後還會更加嚴寒。這就好比冬天嚴寒剛去，戶外出了太陽，有時候待在房子裡面感覺比外面更寒冷，就是因為房子吸收了的寒氣，還未完全消散，戶外空氣更容易被太陽驅散寒氣。

夏至之時，天之陽氣生長達到最高點，天氣炎熱，大地已經吸收了從天而來的溫熱能量，來到夏至之後，雖然太陽日照已經逐步減少，理應逐步變冷，可是大地本身吸收積蓄的溫熱仍未消散，大地的熱氣釋放還需要經過一段時間，因此夏至之後還會更加炎熱。這就好比夏季的中午天氣炎熱，可是下午往往更熱，而到了晚上前半夜還感覺炎熱難睡，後半夜才涼快起來。

以上就是天與地相應的「延遲」問題，

圖 7. 天地之氣相應示意圖

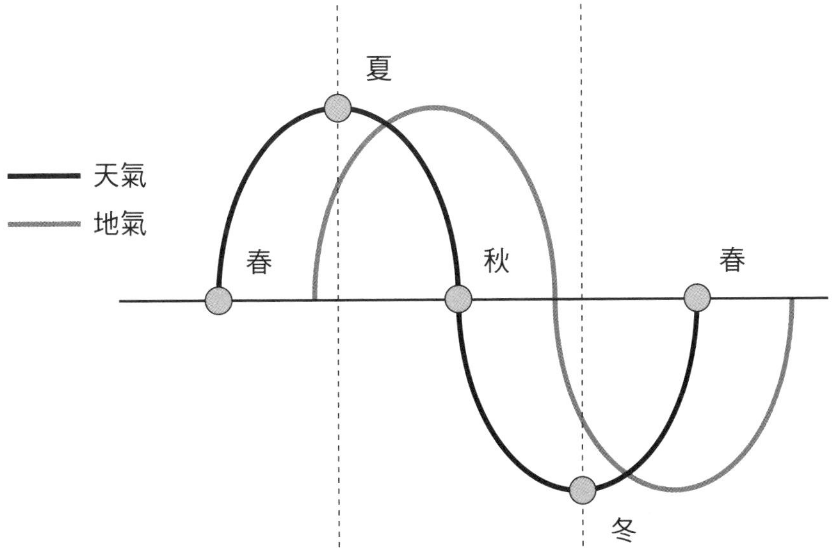

天道不斷運行，而地球一直受著天的影響而有所延後，故此認識節氣規律，需要從天地相應的結果來了解。

在天地之中再加上人，就成為了「天地人」的規律，這就更為複雜了！《黃帝內經》說：

「天覆地載，萬物悉備，莫貴於人，人以天地之氣生，四時之法成」

——《素問．寶命全形論篇》

人是因為承受了天地之氣而生，人體也跟四季的法則一致。人的養生規律，需要考慮天地相應的結果，順應自然規律以養生。實際上所謂「天人相應」並非只是考慮「天和人」，而是要綜合考慮天地人三者，人體跟地道一樣，在天人相應的時候也會有延遲的情況，而形成了獨特的「人道」規律。比如人體之氣同樣跟著天之氣，也有生長收藏的規律，可是亦跟地道情況相近，人體的生長收藏未必能夠緊貼著天之道，視乎身體健康狀況而有相應或不相應。其相應者，如《黃帝內經》之中有人體四時之氣在人體表裡內外的變化理論：

「春氣在經脈，夏氣在孫絡，長夏氣在肌肉，秋氣在皮膚，冬氣在骨髓中」

——《素問．四時刺逆從論篇》

其中提到「秋氣在皮膚」，即是指秋天的氣在身體的最淺層，「冬氣在骨髓中」，即是指冬天的氣在身體的最深層。冬季氣進入到最深層是容易理解的，就好像冬至的規律一樣，可是為什麼秋氣在皮膚最表層？秋季理應是從夏至之後轉入收藏的季節，可是卻沒有收藏，這其實就是天地人三者互動所致的結果。究竟為什麼秋氣在皮膚？我們稍後在〈為什麼要春捂秋凍？〉一節之中討論。

實際上人體跟天地之氣在不斷互動之中，不同的生命狀態階段會有不同的順應或不順應，在《黃帝內經》之中記載了多套理論，解釋不同情況的人體之氣變化。簡單而言，身體較為健康、在上醫養生層次之人，身體氣血比較容易順應天地之道；較為不健康、正在生病之人，身體氣血就不容易順應天地之道。能夠順應天地之道生活者較為健康，不能順應天地之道者則容易生病。

違背四時規律的後果

在《黃帝內經》之中，經常提到違背天地四時之道的人，會出現各種疾病，參看表6，總結了在《黃帝內經》四個篇章之中，分別討論到四季如果沒有做好該季節的養生，在下一季就容易產生什麼疾病，可以見到不同篇章所論大同小異。

春季如果沒有做好養生，如春季受風，到了夏季就容易患泄瀉一類的疾病。夏季是腸胃病好發的季節，原來是前一季的養生沒做好所致！夏季受到暑熱，則秋季會出現瘧病，這類病在現代社會比較少見了，通常在貧窮落後的地區還比較多見。秋天如果受到濕氣，到了冬季就容易得咳嗽等肺病，甚至會出現身體痿弱和昏仆（如中風病）等病症，的確冬季是容易患咳嗽的季節，原來這跟秋季養生沒做好有關！冬季如果受寒，到了春季就容易產生發熱的病證，冬春季節也確是流行性感冒的好發季節。

該季節的養生沒做好，實際上影響可以很大，不只是這些病證，以上是舉例而言。再者，不只是該季節受該種邪氣才會出現該病，例如其他季節已經受風了，到了夏季同樣還會容易生病，因此這不單是一個季節的養生問題，而是如何順應四時特點養生，才不會容易生病。

《黃帝內經》教導我們的精神，疾病出現的時候未必只是當下的原因，例如腹瀉、咳嗽、發熱感冒等等，疾病發生可能是之前季節沒有做好養生，種下了生病的因，時間到了就自然結出生病的果。因此要

表 6.《黃帝內經》四時疾病理論總結表

篇目	《素問・生氣通天論》	《素問・陰陽應象大論》	《靈樞・論疾診尺》
春⇩夏	春傷於風，邪氣留連，乃為洞泄	春傷於風，夏生飧泄	春傷於風，夏生飧泄腸澼
夏⇩秋	夏傷於暑，秋為痎瘧	夏傷於暑，秋必痎瘧	夏傷於暑，秋生痎瘧
秋⇩冬	秋傷於濕，上逆而咳，發為痿厥	秋傷於濕，冬生咳嗽	秋傷於濕，冬生咳嗽
冬⇩春	冬傷於寒，春必溫病	冬傷於寒，春必溫病	冬傷於寒，春生癉熱

預防疾病發生，需要把眼光放遠一點，檢討自己整個四時養生方式。
了解了四時規律的基本理論之後，以下開始介紹四時養生的上醫養生方法。

為什麼要春捂秋凍？

傳統養生有一句諺語，叫做「春捂秋凍」，意思是春天要捂住身體、注意保暖，而秋天要讓身體受點冷凍。春天要多穿衣服，這相對容易理解，因為春季乍暖還寒，容易著涼，多穿衣是防病技巧，可是秋天開始轉涼了，卻要令身體「凍」一點，不是應該注意保暖嗎？

有些人理解「秋凍」是指初秋季天氣還熱的時候，避免身體過熱，所以不要過早穿太多衣服，這種想法不太符合生活實踐，有誰會在天還熱時刻意多穿衣服？都是天冷才開始穿吧。

所謂「秋凍」真的是指入秋開始天涼了，還要少穿一點衣服！這也是上醫養生的精神，就像上一章提到洗冷水澡的觀點，「常保三分寒」，秋季時要冷一點跟順應四時節氣有關。有了前面天人相應的理論介紹，到這裡我們來嘗試回答前面提到的問題，為什麼秋季開始收藏反而「秋氣在皮膚」？先看圖8。

前文解釋了地之氣會跟著天之氣但有延後，可是當地之氣再次釋放傳回天之中，天地之氣互相交合之後，就會產生第三種狀態，即二氣結合的結果，如圖8的虛線所表示，兩者特別影響春秋二季之氣，導致秋季之氣不能順著天氣而收藏、春季之氣不能順著天氣而生長，而且兩者相合出現更高的高峰。

這就是大自然的複雜性！天地會互相影響。圖8只是示意圖，實際情況會因每個年份的

圖8. 天地氣相交影響春秋二季示意圖

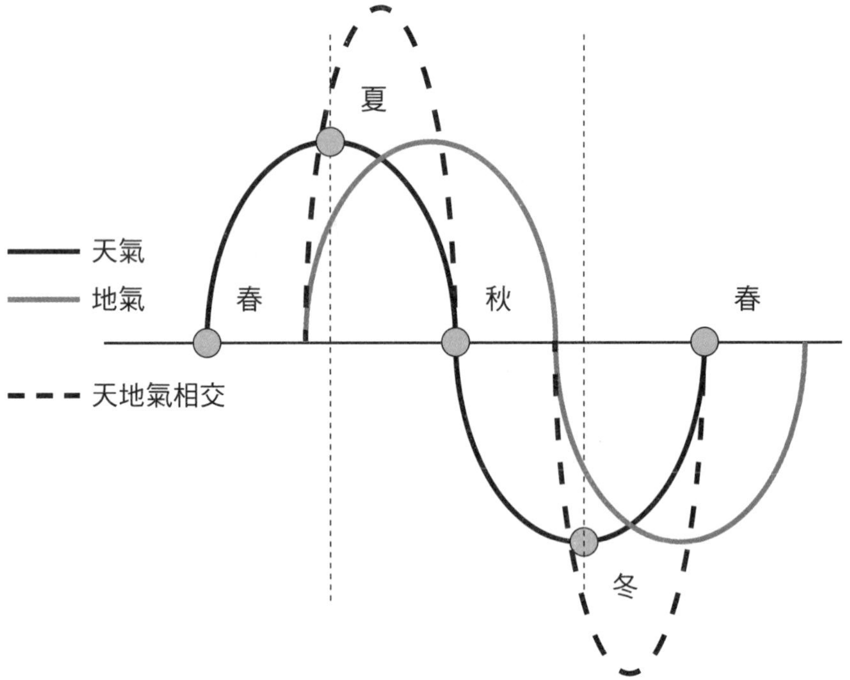

天地之氣的影響，產生各種不同的變化，高峰的出現或早或遲、或高或低。在老子《道德經》之中說過一句名言：

「人法地，地法天，天法道，道法自然。」

——《道德經．第二十五章》

用以上天地人之氣的理論關係來說，從人的角度去看，人身體之氣主要受著大地之氣的影響，地之氣又受著天之氣的影響，天之氣則跟著整個「道」，即是整個宇宙大規律來運行，「道」就是自然規律。由此可以看得到古人的智慧，能夠仔細觀察，貫通天地人三者的規律，如何互相影響。

這天地氣交合的理論，可以幫助我們理解，為什麼需要「春捂秋凍」？在秋季時候，因為地氣的延後，導致夏至甚至立秋之後，地氣與天氣相交，反而更難收藏，出現了一個新的高峰，人體與自然相應，因此人體之氣偏向在皮膚，可是按天道運行的規律，秋季應當要開始收藏了，這就形成了一個矛盾——秋季理應收藏，可是氣還在皮膚外散。

為了要順利轉入秋冬的收藏，人體需要幫助皮膚之氣「轉換方向」，逐步轉入體內，因此在養生時，幫助人體「冷一點」，不要穿太多衣服、過分保暖，人體的氣血就會轉向內收。

秋季要讓身體冷一點，不單是為了上醫養生的鍛煉，更有順應天地之道的意義！一般人以為秋季開始天冷就要注意保暖，這本身沒有錯，冷暖是相對而言，秋季讓自己「凍一點」不是要讓自己躲進冰箱之中，也不是一點溫暖都不可！尤其對中醫或下醫層次的人來說，秋季冷一點就會容易生病或更難痊癒。

上醫練習1 秋天少穿衣

1. 過了立秋（每年八月七～八日）之後，天氣開始轉涼之時，皮膚開始感到有涼意，刻意不用增添衣服，先保持夏季服裝，看看是否還能溫暖，讓身體適應涼氣。
2. 天氣逐步轉涼之後，也需要視乎身體狀況增添衣服，以「三分寒」為原則，增添衣服之後，還能感覺到外面的涼意，手腳不冰冷即可。

3. 到了立冬之後，就宜多穿衣服保暖。

其實整個秋冬養生，一般生活亦宜保持「三分寒」為原則，我認為是以穿衣服之後，體內皮膚還能稍微感覺到外在冷感，而不是完全與外界環境隔絕，目的除了是為了鍛煉身體受寒能力，也是為了與外界天地之氣交流，不至於將人與天地之氣隔絕。

回來說「春捂」的部分，為什麼春季要穿暖一點？如果從以上示意圖的表述來看，就可以知道春天穿暖一點的目的，並非只是因為春季乍暖還寒，而是因為過了冬至甚至立春之後，天地氣交可是卻更為收藏了，但是春季理應生長，因此人體就需要刻意讓身體熱一點，幫助體內收藏之氣轉向外散。

夏季讓身體熱一點！

到了夏季養生，中醫養生層次會認為夏季要注意避暑、小心在酷熱天氣爬山避免過熱中暑，一般人都會多留在室內，飲食宜吃點寒涼消暑的食物。當然這樣的生活方式會讓人比較舒服，可是這樣的生活方式也有依賴性，夏季是一年四季中最有活力，是戶外活動的好時候，卻處處避開這樣的生活，限制生活範圍。

上醫養生層次的夏季養生是怎樣呢？就是把中醫層次的方法倒過來，讓自己「熱一點」！

《黃帝內經》說：「夏三月……無厭於日」，意思就是不要討厭太陽！夏季炎熱，有些地方潮濕，有些地方乾旱，大部分人都不太喜歡這樣的季節，不喜歡經常被太陽曬到，《內經》的作者知道人有這樣的心態，因此建議首先不要對太陽心生厭惡，而更正面的想法，可以是「喜歡跟陽光玩遊戲」！

為什麼夏季要熱一點？夏季是陽氣生長到了鼎盛的季節，順應自然而生活，人體也應當多活動，讓氣血流通，順應天地之氣而生。

更深層的意義，從四季更替的角度看，經過了冬季的寒冷，身體內累積了許多寒氣濕氣，夏季就是最好的排毒時候！熱一點、多流汗，是排走過去寒氣的好方法。可是如果夏季經常注意消暑，不讓自己流汗，冬季的寒氣就滯留體內，新一年冬季又累積更多寒氣，周而復始，這就是為什麼有些人長期怕冷、鼻敏感、反覆感冒、痛證等許多病的原因，跟夏季沒有做好上醫養生有關。

怎樣令自己熱一點？多點運動、戶外活動、曬太陽等，這些都是基本方法，甚至可以去桑拿、泡溫泉！那是更高強度的訓練方式，不是人人也能做到。當然上醫養生也是要適可而止，凡事過猶不及，曬太陽過多也會傷害皮膚，需要適當保護。除了這些方式之外，以下介紹更簡單的生活方法。

上醫練習2

夏季不開空調

1. 夏季少一點在冷氣的環境中生活，讓身體熱一點，日間容易出汗。出汗之後如果口乾、尿黃，宜補充水分。出汗後宜擦汗，多洗澡或更換衣被。

2. 特別建議睡覺時不開冷氣，因為睡覺時人體正氣入內，毛孔疏鬆，晚上開冷氣睡覺就容易受寒。

3. 晚上不開冷氣睡覺，酷熱天時健康人也會容易出汗，這時候的出汗不算「盜汗病」，屬於正常的生理狀態，是幫助身體排出體內寒氣濕氣等邪氣毒素。

4. 如果不開冷氣不容易入睡，可以吹風扇，也可以開空調但是溫度不宜太低，能入睡就可。

夏季不開冷氣，除了對身體好之外，還是十分環保的生活方式！當然這裡不是要求人人都不可以開冷氣，如果天氣真的非常炎熱難耐，影響睡覺生活工作，開冷氣也無可厚非。

或者有人會問：「不開冷氣真的睡不著啊！」這就要視乎情況而定，如果你生活的環境比較接近自然，有開窗開風扇、空氣流通，可是夏季不開空調就是睡不著，這可能算是「失眠」，也可能是因為夏季幫助你驅除體內的寒氣，睡覺時容易發熱起來，就好像發作感冒的狀態，因此就不容易睡著。這類情況屬於中醫或下醫養生層次，當然消暑可以讓你舒服一點，亦宜找醫師診治調養。

另一類情況，或為環境所迫必須開冷氣，比如我雖然不太喜歡開冷氣，可是在香港的鬧市生活，住在高樓大廈之中，每逢夏季人人都開冷氣，導致周圍空氣變熱，加上開窗睡覺會嘈吵，偶有蚊子叮咬，有時也是被逼迫要開冷氣。可是我會設定比較高的溫度，例如在炎熱天外面三十三～三十五度的氣溫，一般官方建議冷氣溫度在二十五度左右，而我睡覺時就開二十八～二十九度睡覺，加上開風扇，感覺涼快能入睡就可。這樣開「高溫」的空調，很多時候睡醒還是會發覺自己有出汗！而且醒來的時候，發覺房間內的溫度比外面還高，因為晚上比較熱、清晨比較涼，早上房間內反而比外面熱，可是因為我的目的並非是要涼快，而是希望睡覺也可熱一點，珍惜夏季養生機會。

也許有人會覺得，這樣做好變態啊！怎麼要辛苦自己？如果平常習慣開冷氣睡覺的人，就會覺得這是辛苦，睡覺出汗感覺麻煩，可是習慣了不開冷氣的人，就會覺得這樣更舒適，睡覺能夠出汗，等於免費去桑拿！不用花錢也不用花額外時間，何樂而不為？都是習慣而已，夏季睡覺出點汗，一開始這樣做會感覺黏膩，睡醒覺得煩躁，習慣了會覺得，能夠出一身汗「好爽啊！」睡醒去洗澡，一天醒來精神爽利，每一天有個愉快的開始。

夏季注意避寒

夏季除了要熱一點之外，還需要注意「避寒」！夏季避寒的觀念，一般人都容易忽視，覺得夏季天氣熱，怎麼會容易受寒呢？這有幾方面的原因。首先夏季也會有涼的時候，例如晚上、下雨時，再加上城市中常有空調，每每出入室內室外，就像經過了夏季與秋季的感覺，一般說季節轉換容易生病，更何況這種溫度變化可能只是幾秒鐘的過程，身體較弱者就容易生病。

再者，夏季天熱，人就會容易貪涼飲冷，除了習慣少穿衣、開空調、吃冰冷食物，因此就容易受寒。

更主要的原因是，夏季避寒跟人體的生理特點有關。夏季天熱，人體氣血都偏向在體表，這就好比潮水的道理，這邊潮漲、那邊就潮退，如果身體虛弱的人，體內就會氣血不足，臟腑容易受寒。所以夏季是腸胃病腹瀉的多發季節，因此體弱者夏季需要避免吃寒涼冰冷食物，飲食宜清淡，不宜經常飽食傷腸胃。

夏季比冬季更容易受寒！冬季嚴寒，人都會習慣穿衣，相反夏季就比較容易忽略。而且生理上的變化，夏季氣血外散，因此皮膚腠理毛孔疏鬆，容易出汗，這時候風寒之氣就容易進入人體；相反冬季皮膚腠理毛孔緊密，不容易出汗，因此風寒相對不容易進入人體了。

夏季宜適當添衣、有空調的環境宜穿外套，飲食避免寒涼，是基本中醫層次的養生方法，而在上醫養生層次的角度，除了上一節鼓勵熱一點之外，飲食上亦宜熱一點！

上醫練習 3 夏季宜喝熱飲

1. 夏季天時暑熱，很多人會喝冰涼飲料，其實如果為了散熱降溫，更好的方法是喝暖飲熱茶熱湯！
2. 一般人覺得喝冰冷飲料更為舒服，主要是入口的感覺舒服，可是冷飲進入身體要被吸收，到了腸胃之中還是要被「加熱」，成為體溫，才

能夠吸收進去，實際上對整體降溫效果是比較慢。如果喝熱飲，幫助身體加快出汗，就能夠達到周身散熱的效果。

3. 在運動過後，帶備暖水熱飲，甚至準備薑茶，對於身體降溫會有幫助。

有聽過一句諺語嗎？「冬吃蘿蔔夏吃薑，不用醫生開藥方」，這裡提到夏季要吃薑，其實就是上醫養生的觀念！夏季為什麼要吃薑這種辛溫的食物，反而不是吃消暑清涼的東西？當然這就是為了順應夏季升發之氣，加上夏季腸胃容易受寒，所以吃薑也是幫助腸胃避免受寒了。

以上提到喝熱茶，當然要提醒，不是要喝滾燙的茶，溫度都是相對而言的。一般情況下，夏季喝室溫水已經可以了，避免喝涼水、吃冰塊。其實在過去沒有電力的時代，夏季沒有冰雪冰箱，人們夏季都會喝暖飲熱飲，那種生活方式比較符合上醫養生。

你或許會問：「如果夏季喝熱飲，會覺得辛苦悶熱難受啊！」這種情況的原因，通常是身體比較虛弱，不容易汗出。如果一個人夏季不容易出汗，身體特徵就是容易滿臉通紅，可是卻出汗不多，那樣其實屬於中醫養生或者下醫養生的階段，未必適合這種熱飲鍛煉了。

這類不容易出汗的人，也是容易中暑的原因，健康人一般不怕熱，就算天熱也不會中暑。中暑的原因，關鍵並非只是天熱，而是人體不懂出汗散熱。我年輕時做童軍，經常去爬山遠足露營，有試過酷熱天氣三十五、三十六度去爬山，當時全小隊的人都沒事。其中關鍵的原因，我們都懂得預防，例如讓自己出汗，用濕毛巾幫助散熱，適時喝水等，那就不會中暑。因此如果夏季熱一點就會難受的話，往往代表身體出汗的功能失調，中醫上跟自身的陰陽氣血失調有關。

夏季要熱一點和避免受寒，其實是一體兩面，這也是順著「春捂」的道理，春季要保暖，夏季讓自己更熱，只是夏季就不是用多穿衣這方法去熱，夏季的熱更主要是為了排汗，甚至是各種出水的途徑，包括大小二便，甚至是流鼻涕、咳痰等渠道，排走體內邪氣。

這也是中醫上著名的「冬病夏治」理論，例如「三伏天天灸」就是為了幫助人體扶助陽氣，驅除寒氣為目的，針對哮喘、鼻敏感這些寒氣引起的疾病特別有效，預防冬季發病。這也屬於上醫層次的養生方法，實際上夏季多點去曬太陽、運動出汗，也可達致天灸的效果！

跟著四時調整睡眠時間

四季養生的內容，除了是寒熱調適之外，還包括睡眠作息時間問題。從中醫層次的養生角度，一般說一天睡眠七小時左右就足夠，實際上每個人睡眠時間都有不同，視乎年齡、體質、病情階段，例如嬰兒孩子多睡、老年人通常眠少，病人宜多睡等。

睡眠養生上提倡「子午睡」，就是指子時和午時睡覺，即是中午和晚上的11時到1時都要休息。這兩個時段就好比一年之中的夏至和冬至，都是陰陽之氣轉換之時，人體亦需要順應之，故此晚上睡覺宜十一時之前就入睡，中午亦可小睡片刻，就算不睡覺亦宜休息，幫助人體之氣順利轉換升降出入。

再從上醫層次的角度看，睡眠還需要順應自然調節！如何進行？參考《黃帝內經》，將四季睡眠的規律總結成表7：

入睡的時間，春秋可以晚一點睡，秋冬就要早一點睡，順應四季的晝夜長短睡覺。我對於「夜臥」的理解，晚一點睡也不要超過晚上十一時，古人在沒有電力的年代，往往都是日出而作、日入而息，天黑入夜之後就比較早睡了，故此「早臥」的理解大概是晚上八～九時，夜臥則為晚上十～十一時左右。

表7中特別需要強調起床時間，春夏秋季節也要「早起」，只有冬季可以「晚起」，這個早晚究竟是多早和多晚？從冬季該句說：「必待日光」，意思是冬季可晚一點起床，即等到日出之後才起床，而其餘三季則是日出前就要起床了！比如秋季養生提醒要早起「與雞俱興」，雞啼時就要起床了！秋季開始天涼，會希望多睡覺，可是《黃帝內經》還是提醒仍需要早點起床。

日出日落的時間是幾點鐘？視乎各地區有所不同，比如我所生活的香港，一般夏季最早日出時間在早上五時半、冬季最晚時間在六時半左右。

表 7.《素問・四氣調神大論》睡眠作息規律

季節	睡眠作息
春季	夜臥早起，廣步於庭
夏季	夜臥早起，無厭於日
秋季	早臥早起，與雞俱興
冬季	早臥晚起，必待日光

這樣順應四季臥起的睡眠方式，對你來說感覺容易還是艱難？通常對於城市人比較難，住在鄉郊的人比較容易。

上醫練習 4
跟著太陽起床

1. 習慣留意當地的天文日出日落資訊，了解日出時間而調整鬧鐘，練習春夏秋季日出前起床，冬季日出後起床。
2. 春季起床後，宜到公園或戶外散步，讓身心甦醒；夏季更早起床，起床後可做運動；秋季雖然也是日出前起床，可是睡醒時間可以晚一點；冬季的起床時間最晚，如果遇到陰雨天，生活允許的話讓自己多睡一點更好。
3. 能做到早起床，關鍵是需要早睡！可是如果某一天晚睡了，也堅持早起床，不賴床，那樣第二天才會習慣早點上床，不然會一直拖延。
4. 習慣這種生活規律後，身體時鐘適應了，慢慢不用鬧鐘也可自然醒來。

要做到這種跟著太陽睡醒的自然睡眠方式，對不少城市人來說是有難度，為什麼？除了是因為城市人工作繁忙，比較多夜生活之外，更重要是因為城市與大自然隔離了，比較少接觸太陽。

去過露營的朋友都知道，在帳篷裡面睡覺，第二天通常都是日出之前就醒來了，因為在日出之前大概四十五分鐘，就開始會有「曙暮光」，意思即是日出前太陽散射在地球大氣層上層的陽光，天空從黑色逐步轉成紫藍色、橙紅色，再到日出金黃色的過程。這些陽光照射到人的皮膚，人就會被喚醒了，因此在大自然生活的人，都會跟著太陽的規律而醒。

城市人生活在水泥叢林之中，房子未必會對著太陽，甚至未必有窗戶，有窗戶也會掛著窗簾，因此睡醒未必被太陽照射得到。因此居住的睡房，最好朝向東方，起碼要有窗戶，對睡眠養生最有幫助。

晚上睡覺最好是在比較黑的環境睡較好，可是如果室外比較光亮，還是拉起窗簾為佳，但是這樣第二天就不容易睡醒。對此現代科技可提升生活，現在有電子的窗簾軌道，可連接手機，預約早上幾點自動拉開，這不失為一個現代生活的好方法。

其實跟著太陽起床，對於好多人來說也不算什麼難事，這只是自然生活的一部分而已，實際上不見得是很大的「鍛煉」，也算接近中醫層次養生的生活方式，只是現代太多人睡眠也不足、習慣晚睡晚起，這樣的睡眠方式對他們來說就有很大挑戰。

如果說真正上醫養生層次的睡眠法則，那就是一年四季都早起床了！比如過往做農夫的人，一般早上四點起床做農活，或者不少修行者也是這時候起來打坐，也有一些大企業總裁也是會每天四、五時起床，爭取多點時間工作，他們稱之為「晨型人」，這真是需要持之有恆，往往堅持一段時間，就會成為自然習慣了。

秋天為什麼要防濕？

秋季養生，一般人會預防乾燥、多滋潤，例如護膚保濕、多吃甘潤的食物，可是《黃帝內經》之中提到一句相反的話：「秋傷於濕，冬生咳嗽」，反而提醒秋季要預防被濕邪所傷！這是什麼原因？

從四季氣候規律看，在立秋過後、秋天之初，不少地區還是炎熱潮濕，可是天之氣已經開始內收了，故此需要預防這時候濕氣順勢而入。從生活上而言，秋季天氣乾燥，許多人會特別多喝水、多吃滋潤食物，或者用加濕器、潤膚乳，因此可能「補濕」太多，反而導致濕氣內生。

更深層次的解釋，秋季要防濕，是提醒秋季的乾燥，並非是真的水不夠所致！秋季為什麼會乾燥？表面的成因是因為大氣之中的水分降低了，所以皮膚就乾燥，可是大自然為什麼會少了濕氣？這是因為天開始轉涼了，天之氣開始內收，這時候陽氣就不足了，所以自然之中的水分，就無法透過陽氣的幫助而「氣化」，化成了濕氣，水往低流，流到大海湖泊和地下收藏著。因此，秋季的乾燥，是因為水都藏到地去，天之水氣就少了！

人體亦然，體內的水也是一樣，在秋季陽氣開始收藏的時候，人體亦順應之，因此體內的水就收藏在人體下部，較少氣化上升到人體上部，因此人體上部例如皮膚嘴唇口咽等，就會容易乾燥了，這時候並非因為人體水分真的不夠！而是因為天氣冷、氣收藏了，水就藏在體內。

這就好像全球暖化，導致某地多了水災、某地卻多了旱災，「乾濕不調」，當某地方水太多的時候，另一個地方的水就不夠了，人體亦然。

因此，秋季乾燥的時候，如果只是補水，是治標不治本，是屬於中醫層次養生的觀點，如果補水太多，更會造成冬季容易得到咳嗽等寒濕疾病。那需要怎樣做？別焦急，還有一個更複雜的理論，就是如前文介紹「春捂秋凍」的時候，提到秋季因為天地氣相交，導致夏秋之間會形成一個高峰，因此秋季時人的正氣比較偏浮在皮膚，故此秋季容易上火熱氣；再加上外面的天氣開始冷了，就形成了體內偏熱、外面偏冷的情況，容易導致正邪交爭而出現感冒等問題。聽起來是不是很複雜？

秋季養生是不容易的，需要仔細觀察身體狀況，尤其是如果出現上火熱氣或者感冒生病者，先考慮中醫或者下醫養生，就診治病，補充水分、吃喝甘涼滋潤的食物。

如果秋季沒有生病，只是皮膚乾燥、容易口乾等問題，那表示體內的上火熱氣不算重，這時候可以考慮治本，從上醫養生的層次考慮，那就是怎樣幫助體內的陽氣升發，袪除體內寒氣，從而幫助水濕如何往上提升，滋潤身體的上部外部。

秋天需要開始收藏，可是又要幫助陽氣升發，這是不是很矛盾？是的，看似有矛盾，可是生活做人每天都要睡覺、也需要活動工作，這好像也是一種矛盾，實際上是動態平衡的問題。秋季總體需要收藏了、需要「秋凍」，可是太冷又不行，秋季的養生特點是「收」，還不是「藏」，因此秋季還是可以讓自己的陽氣動起來，不至於一下子快速內收而身體不適應。這看似不容易，就是生活藝術吧！

怎樣可以幫助秋季陽氣適量升發？首先秋季生活，還是適宜運動，陽氣就能動起來，讓自己微微汗出，自然能夠將水分帶到皮膚，從而解除乾燥問題。適宜少量吃辛溫食物，這在《黃帝內經》中有記述：

「食辛以潤之，開腠理，致津液，通氣也。」

——《素問．藏氣法時論篇》

吃辛味的食物，可以通行氣血，幫助津液流通，皮膚腠理從而得到滋潤。選擇辛味的食物，例如吃薑、喝薑茶，或者其他辛辣食物等，具體份量因人而異，看自己吃了之後是否感覺更加口乾。在秋季口乾的時候，喝薑茶看似讓人更加口乾？可是實際的情況，因為吃薑幫助了去除寒氣，水就流通了，因此就解決了口乾問題，不少人秋季喜歡喝薑茶，就是這個道理。

1. 秋季養生要防濕，不代表秋季就不要喝水！當然凡是人都需要適量喝水，可是喝水的時候，要觀察自己身體狀況，不宜大量喝，適宜少量喝、一口一口地喝，看能否解渴。若不能解渴，可考慮喝薑茶，看看口乾的情況是否緩解。

2. 什麼情況下，秋季不宜吃薑、吃辛辣食物？第一，可以少量喝薑茶試試看，如果有不適，口乾加重，當然適宜停止。第二，如果身體有明顯上火特徵，例如咽喉腫痛、口瘡、牙肉腫脹，甚至是失眠、便祕，那就要慎重了，適合先就診調養，解決上火問題再行上醫養生。

如果秋季習慣了滋潤太過，身體內的濕氣增加，到了冬季再受寒，就很容易導致咳嗽，以及各種寒濕疾病，例如水腫、痛證，甚至是中風、眩暈、昏仆等嚴重病情。因此秋季的上醫養生要防濕，除了是為了真正解決乾燥問題之外，更重要是預防長遠的身體問題。

冬季容易熱氣上火

到了冬季養生，一般中醫層次養生的觀點，認為冬季天寒地凍，適宜溫補身體，多吃溫熱性食物、多吃補品，這樣養生當然舒服，卻非治本之道。

上醫養生層次，如前文說夏季養生要熱一點、避免受寒，那麼冬季的養生亦然，要冷一點、避免過熱！

冬季為什麼會過熱、容易上火？這有三方面的常見生活成因：

第一，飲食積滯。冬季天寒地凍，人們總是希望透過各種方式取暖，當中飲食飽暖讓人舒服，例如喜歡吃火鍋、吃辛辣濃味、吃肉類油膩等食物，這就是中醫所謂「肥甘厚味」，本身容易導致積熱；加上冬季有多個佳節，飲宴較多容易導致飲食過飽，積滯在腹中容易化成熱氣，過飽又容易傷腸胃。

一年之中的冬季，有如一天之中的晚上，常言「晚上吃得少」是養生之道，晚上、冬季也是腸胃消化力比較虛弱的時候，飲食量適宜減少。冬季的養生也是一樣，可是往往到了冬季人們卻飲食過多，逆其道而行。

第二，過於補益。許多人認為秋冬宜進補，這是從病情而言的，由於身體虛弱之人，到了秋冬就容易突顯出來，因此才需要補益，如果無病之人，秋冬之時按照正常飲食就可以了。可是，當秋冬全民都在進補，那就容易熱氣了！就好像吃火鍋的時候，使用各種溫補藥材做鍋底，或者經常吃喝補藥湯水、吃蛇羹肉湯烤肉，這些也容易導致身體積熱。

中醫的觀點認為過猶不及，並非一味補益就是好事情，身體不虛的時候補益太過，也會導致疾病產生。就算是補益也要視乎體質、不同病情而選擇補益方法，如果沒有經過醫師處方，或者不懂醫理，實在不宜「將藥當飯吃」。

第三，缺少運動。冬季適宜減少運動、多休息，避免出汗太多容易受寒。可是，不少人走向了反面，冬季就完全不運動了！那樣也不正確。動與靜是兩方面，是人每一天都需要做的事情，只是比例上，春夏活動較多，秋冬靜養較多。冬季如果太少運動，身體氣血不通，也是導致體內熱氣不能散開的原因。

如果秋冬容易怕冷，主要的原因正是缺少運動！想想看，如果我們在冬季早上醒來覺得冷，通常我們會怎樣做？穿衣服，喝點熱飲，甚至開暖氣。可是如果在自然界的動物，早上醒來天氣覺得冷，他們肯定無法做這些事吧！他們會去活動一下，在太陽底下取暖。人類也是動物，只要我們重拾這些本能，自然能夠更加強壯。

除了以上三個生活原因之外，從天地之氣的理論之中還有更深層的解釋。冬季天地之氣也收藏，人體相應，冬季人體的陽氣偏向在體內，因此體表會相對容易偏冷和怕冷，但實際上體內是偏熱的。這就好像人感冒發燒，通常在晚上容易加重，就是因為晚上陽氣入內，跟邪氣抗爭而出現發熱。因此在一年四季之中，冬季是最容易體內積熱的季節。

那麼冬季的上醫養生，該怎樣做？有一句諺語說：「冬吃蘿蔔、夏吃薑」，冬季宜吃蘿蔔，一般對這句話的解釋，認為白蘿蔔偏涼，冬季的時候吃能夠順應人體之氣收藏，也幫助體內清熱。

還有另一句常說的諺語：「晚上吃生薑，猶如吃砒霜」，砒霜有劇毒，用這個比喻提醒，生薑一般不宜晚上服用。對於這句話的理解，首先如果生病了適合吃薑，當然晚上還是可以吃的，這句話的原意是提醒，沒病養生的話，晚上就不宜經常吃薑，因為晚上是收藏的時候，薑的辛溫卻使人體之氣升發，違背了四季的規律。從四季養生層次來看，晚上好比四季中的冬季，那麼冬季也不宜經常沒病吃生薑了！其他辛溫、溫補的食物亦然，因為這會阻礙了冬季的收藏，其後春季或來年就容易生病了。

上醫練習6

冬季多吃水果

1. 冬季的飲食養生，為了避免容易上火，因此不宜經常吃溫補性的食物，例如肉類、煎炸油膩、辛辣等食物。
2. 為了幫助消除體內的熱氣，更宜多吃水果。當然水果不都是寒涼的，水果也有寒熱之分，而且一般水果大多平和。多吃水果之意，因為吃水果一般不會煮熟加熱，冬季吃水果即使室溫吃亦偏冷，因此可以避免經常吃熱食、熟食的積熱問題，再者水果多水分，也有助身體排走

毒素。

3. 一般夏季是水果當造的季節，冬季容易少吃水果，其實不然，冬季亦有當造的水果，如橙子橘子梨子蘋果棗子草莓等，而且現代交通便利，冬季也能吃到其他地方的水果，因此提醒冬季多吃水果有益。

或問，冬季多吃水果，是否因此體內積水太多，導致如秋季的濕氣問題？當然凡事過猶不及，這裡說「多吃」水果，需要因人而異，這方面不妨參考第五章討論「食生」的問題，會讓你有更全面的認識。

從季節理論而言，一般秋季人體容易皮膚唇口乾燥，到了冬季就反而不那麼乾燥了！為什麼？這是因為秋季人體氣浮，容易上火，可是到了冬季，人體的陽氣偏向沉入體內，體內陽氣增加反而幫助水液流通，這也可以理解為身體適應了自然的變化，因此冬季反而不容易有秋季的濕氣太過問題，冬季吃滋潤的水果比秋季容易接納。

秋冬洗冷水澡更強壯

一般中醫養生層次認為冬季宜穿多點衣服、注意避寒，而上醫養生則主張要讓身體「冷一點」！「常保三分寒」。這種上醫養生層次的觀念，在第二章之中已經提到，洗冷水澡可以幫助人不怕冷，這是因為冷水澡可以增強刺激，鍛煉人體陽氣提升和流通，讓身體暖起來，是對身體的一種訓練挑戰。當然要冬季洗冷水澡，對許多人來說並不容易，以下教導另一個方法，比較容易入門，叫做「冷熱水交替浴」。

上醫練習 7 冷熱水交替浴

1. 洗澡的時候，先一般洗澡清潔完身體，最後才做冷熱水來回交替淋浴。
2. 具體做法是，洗完澡之後，先用冷水淋浴一陣約五秒，然後改回用熱水淋浴一陣，如此來回幾次。

3. 一般第一次用冷水淋浴，會感覺辛苦全身縮起來，可是當再用熱水、再冷水的時候，身體就會比較適應，做到第三、四次來回的時候，就開始有爽快的感覺。

4. 經過幾天練習之後，身體開始習慣了，就可以嘗試增加每次的時間，例如冷熱水各淋浴十秒、十五秒、二十秒等，時間看自己身體反應而定，無需不斷增加，視乎自己鍛煉的目標，可以保持在某個時長。

5. 特別提醒，每次「收工」淋浴結束時，最後一次淋水，宜用冷水淋全身一遍作結。因為如果用熱水淋浴，毛孔就會擴張，尤其冬季離開廁所時會容易受寒；相反用冷水淋最後一次，毛孔就會收緊，就不容易受寒了。

冷熱水交替浴是比較容易入門，是難度相對較低的做法，這個原理就好像許多人去泡溫泉、桑拿之中做「三溫暖」，在冷熱的溫泉來回浸泡，目的是為了促進血液循環。冷熱水交替，看似變態，有人會覺得，那就好像燒紅了的鐵塊再放進去冰水那樣？當然不是！事實上洗冷水的時候辛苦，洗熱水的時候一般是舒服的，而且更加入門的做法，冬季洗冷水可以不用最冷的水，將溫度調到不熱先作嘗試也可。

曾經聽一位中醫同道分享，小時候爸爸給他洗澡，就是用這種冷熱水交替方法，小時候覺得爸爸在虐待自己，可是他從小就很少感冒，正是因為爸爸訓練強身了！也有一位約六十歲的女士朋友分享，實行了這種冷熱水交替浴之後，感覺身體較為精神，冬季就變得沒那麼怕冷了，這方法其實不難進行。

冬季為什麼要讓身體冷一點？如果從夏季要熱一點的原理來看，因為夏季出汗可以幫助驅除秋冬所累積的寒氣，那麼冬季要冷一點也是一樣，因為春夏季累積了熱氣，到了冬季的時候，就要好好讓身體冷一點，幫助自己驅除積熱。可是，現代人春夏容易積熱相對少了，是因為現代大部分人的生活工作都在室內，而且都在空調的環境之中，除非是夏季在戶外工作的人，例如務農、工程工作者，他們才容易有積熱的體質。故此現在說冬季要冷一點，主要目的還是為了強身健體。

進階的冬季養生，可以來到真正用冷水洗澡！單純洗冷水澡比冷熱水交替浴難度較高，如果平常沒有用冷水洗澡的習慣，那就要多些準備。

上醫練習 8　洗冷水澡

1. 要開始練習洗冷水澡，通常建議在夏季開始實踐，夏季的水溫不太冷，因此夏季先適應感覺，到秋冬的時候，隨著天氣逐漸轉冷，看看自己是否可以一直隨著水溫變冷，逐步適應冬季的水溫。
2. 洗冷水澡並非慢慢享受，而是要節奏快速，一邊洗澡一邊活動身體，進入浴室之後，幾分鐘就要洗完，因此洗澡宜簡約，用省水的小孔蓮蓬頭，擦肥皂的時候只用少量水做濕潤，用較為清爽的肥皂而不用過潤的沐浴乳，可減少用水清洗時間。亦可參考下一章建議的清水洗澡方式。

3. **洗完澡以後，宜盡快擦乾身體，穿衣保暖休息。**

4. **洗冷水澡宜在身體比較健康強壯時進行，需要量力而為，如果覺冷難受，也可以選擇用不太熱的涼水洗澡；如果生病了，應該先暫停鍛煉，留待身體康復再嘗試。**

說要挑戰洗冷水澡，也沒有人強迫你一定要天天這樣做！尤其是生病了就要暫停，用熱水洗澡可加快療癒；健康時也可偶爾洗熱水澡讓自己舒服一點，視乎自己身體的狀況作選擇。

我學中醫，曾經有幾年到南京和北京生活，都是經歷下雪的冬季，當時也是洗冷水澡！反而感覺不怕冷。洗冷水澡有一種有趣現象，當洗冷水的時候身體是好刺激的，身體都會發熱，洗完澡後，看到浴室會充滿水蒸氣，就像洗熱水澡的狀態一樣。洗冷水和洗熱水的差別：洗完冷水之後，身體不覺得冷；而洗完了熱水之後，洗完了立即覺得寒風刺骨，穿衣離開浴室時候還是冷，因此冬季往往不願意離開熱水，總是希望洗久一點，這就是前述因為毛孔打開還是閉起來的區別，而且洗冷水之後身體經過鍛煉挑戰，陽氣提升，身體反而不怕冷。

洗冷水有許多其他好處，例如不少女士知道，洗臉最好用冷水，因為用熱水會導致皮膚毛孔變粗，用冷水則會皮膚緊緻。用熱水洗澡也是導致皮膚乾燥的主因之一，比如冬季長時間洗熱水澡，導致油分被洗掉，那就容易皮膚脫皮屑，洗冷水就不會那麼乾燥了，自然減少使用潤膚乳。習慣了洗冷水澡，人生會感覺更加自由！因為就算到了鄉郊落後的地方生活，即使沒有熱水，也可以好好洗澡清潔，不依賴舒適的生活環境了。

冬季是一年四季之中，最適宜收藏休養的時候，因此冬季的上醫養生宜偏少，宜少運動、多休息，較多實行中醫養生層次技巧，讓自己舒服一點為宜。雖然本節推薦洗冷水澡，實際上洗冷水澡佔一整天的時間非常少，而這種鍛煉程度也可隨時調整，相對容易入門。冬季宜收藏，是提醒應當是一年四季之中最多休息、多睡覺的季節，可是這不代表冬季就無需鍛煉身體，因此適量實踐上醫養生，可以幫助冬天過得更舒適健壯，不易生病。

第四章

生活作息——行住坐臥篇

本章介紹行住坐臥的基本動作，以及每天生活起居息息相關的養生事項。

中醫層次：如何護理照顧身體，讓身體皮膚清潔、避免生病，肌肉骨骼舒適不酸痛。

上醫層次：如何讓身體減少對外在物品的依賴，過更簡單自然自在的生活。

上一章介紹了四季養生的上醫養生特點，本章進入一天的養生。在《黃帝內經》說：

「黃帝曰：願聞四時之氣。歧伯曰：春生夏長，秋收冬藏，是氣之常也，人亦應之。以一日分為四時，朝則為春，日中為夏，日入為秋，夜半為冬」

——《靈樞．順氣一日分為四時》

一天之中可以分為四個時段，早上就好比春季，正午好比夏季，黃昏好比秋季，半夜好比冬季，一天亦如一年的生長收藏變化規律。因此明白了一年四季的養生規律之後，就更加容易明白一天的生活特點。

一年四季的養生方式如何在一天之中應用，其實道理是一致的，例如早上要暖一點，中午要熱一點，下午要避免濕氣、晚上讓自己涼一點避免過熱等等，是基本的生活注意事項，大家可以參考上文舉一反三。本章將會重點講述每一天之中的生活作息，每天都需要做的行住坐臥等事情，如何進行上醫養生？包括洗澡、洗髮、刷牙、走路、跑步、站姿、睡床、呼吸等等。

清潔要注意不傷身

清潔身體是每天的事，身體潔淨讓人感覺舒服，主要屬於中醫層次養生，亦有上醫養生的預防生病考慮在內。由於現代生活的方便，一般人洗澡洗髮，除了用肥皂之外，還會用沐浴乳、洗髮精、護髮素等，有非常多品牌可以選擇。可是有沒有想過，過分清潔，也會對身體不利？

例如有不少科學家認為，小孩子容易患敏感症，如皮膚過敏，濕疹，或者某些食物過敏等，跟生活環境太乾淨有關！小孩子的先天本能，就是經常到處觸摸東西，甚至放進嘴巴嘗試，這個過程也是希望接觸不同的病原體，幫助身體適應環境，提升免疫能力。如果環境太乾淨了，身體就缺少這種鍛煉，身體只要接觸一點髒東西，就反而變得敏感起來了。這從上醫養生的角度看，接納一點「不夠乾淨」，是一種適當鍛煉！

當然這裡不是否定人需要注意清潔，只是我們通常「太乾淨」了！例如一個人很少去大自然，當第一次去郊外時就會覺得被蚊蟲叮咬難受，覺得環境很多泥土不舒服，其實，這些都只是正常的鄉郊生活，對於一位農夫來說，根本習以為常，不覺得辛苦。

在每天洗澡洗髮的時候，不少人會用沐浴乳、洗髮精等，雖然感覺方便舒服，可是長期使用可能導致許多身體問題！當中主要是人工合成的化學洗劑，因為它的作用太強了，導致清潔太過，把皮膚上的油分都洗掉，那就是不少人秋冬皮膚乾燥的成因。

人工合成的化學洗劑通常含有「界面活性劑」（surface active agent/surfactant），其中的化學成分會從皮膚毛孔吸入體內，對身體造成傷害，日益月累可造成各種疾病。這方面的資訊可參考《致命的合成洗劑》、《拒絕合成洗劑的毒害》、《牙膏是合成洗劑》等著作，（安立出版社，二〇〇二年）。除了沐浴乳、洗髮精之外，還包括牙膏、洗潔精、洗衣粉、洗衣液等。

這些清潔劑的確清潔力強，可是也會帶來「副作用」，清潔力過強亦非好事，同時破壞了皮膚表層，好像打開大門一樣，讓外來病源容易進入身體內；另一方面清潔劑殺掉了細菌同時也殺掉了益菌，導致皮膚表面失衡，細菌病毒更容易入侵人體。

所謂「乾淨」對每一個人的定義都不一樣，有些人的乾淨是要一塵不染，有人認為是一點細菌病毒也沒有，也有人家中十分髒亂也覺得乾淨，其實這都是相對而言。如果一個人從小都活在一個「無菌」的環境之中，他就很難適應現實世界的環境，無法外出與人接觸。清潔也是過猶不及的，過分清潔反而導致許多身體毛病。

上醫練習 9 清水洗澡

1. 洗澡只用清水，宜用微暖或者室溫水，不宜用熱水，會導致皮膚乾燥、毛孔粗糙。
2. 剛開始使用清水洗澡會不習慣，感覺比較油膩不清爽，其實這是正常的過程，因為過去身體經常用清潔劑洗澡會過分乾燥，不用之後身體就會過量排出油脂，需要一段時間適應。

3. 如果當天接觸了油膩或者其他髒東西，需要清潔，可選用天然油脂製作的肥皂清潔。

4. 一開始用清水洗澡不習慣，可以在身體個別容易髒的部位，選用天然肥皂清潔，例如腋下、下陰部、足部等。當身體習慣了之後，可以全身都使用清水清潔。

5. 改用清水洗澡，一般在秋冬開始比較容易，因為身體較少出汗，油脂分泌減少。

我從大學時代開始，停止使用化學合成的洗劑洗澡，洗澡也只是用肥皂，到後來更逐漸改為只用清水洗澡，身體也沒有不適感。小時候到了冬天總是皮膚乾燥皸裂，需要每天洗澡後用潤膚乳，後來使用清水洗澡，冬季幾乎都不需要用潤膚乳了！因為人體自然分泌的油脂，已經是最好的潤膚。

只用清水洗澡，除了對身體有幫助之外，還可以省水！因為無需先用清潔劑，只需要淋浴一次，也十分省時，一般洗澡只需要兩三分鐘便完事了。這樣夏季汗多的日子，可以一天洗澡兩三次也不覺得麻煩。

只用清水洗澡，對很多人來說覺得「不可思議」！其實這只是回歸天然、回歸傳統的洗澡方法，在過去沒有清潔劑的年代，大部分人洗澡都只用清水。

一般人日常生活，其實沒那麼不乾淨，實在無需用清潔劑洗澡。當然如果擔心接觸了髒東西，例如到了醫院，懷疑接觸了病源，用肥皂清潔是合理的做法。

健康人身體不會有臭氣，如果只用清水洗澡就感覺有狐臭，那就代表體內有問題，應從生活飲食改善。如果只是用有香氣的清潔劑洗掉身體的氣味，那就是治標不治本，沒有解決根本問題，掩蓋了自己身體的不良狀況，延誤病情。

除了洗澡之外，洗臉也可只用清水，對臉部皮膚更好！一些人覺得臉部皮膚需要更深層清潔，可是臉上長痘痘、油脂分泌過多，跟經常太過清潔有關，有不少愛美的男女改用清水洗臉之後，皮膚問題逐漸改善。當然清水洗臉未必能解決所有問題，臉部皮膚反映五臟六腑的狀況，體內有問題也會呈現在臉部上，需要從根本解決才能夠改善問題。

清水洗髮更健康

除了不用合成洗劑洗澡之外，洗髮也是一樣！有不少研究表示，洗髮精含介面活性劑，具有刺激性，容易掉頭髮，因此脫髮患者要注意洗髮精的選擇。此外，頭皮油膩，容易脫頭皮屑、髮質乾燥分叉易斷等，其實也跟洗髮太乾淨有關！每天用洗髮精洗髮，導致頭皮太過乾燥，因此就出現頭皮屑，髮質亦會受損，但是因為皮膚有智慧，有些人頭皮乾燥就會啟動「救援機制」，頭皮分泌更多油分出來補充，因此頭皮反而變得油膩，結果就是「潤燥失衡」。

什麼才是健康的髮質？通常看洗髮精的廣告，都會覺得頭髮飄逸、乾爽就是美麗的頭髮，其實健康的髮質就像人體體格一樣，強壯者身體就會壯實，肌肉強壯，頭髮也是一樣，氣血旺盛之人髮質就會比較粗糙偏硬且烏黑，而身體氣血虛弱之人，頭髮就會幼細偏軟而且不夠黑。如此看來，如果頭髮飄逸能夠被風容易吹起來的，那正好是髮質脆弱的特徵！亦跟洗髮太過傷害頭皮和髮質有關。

如何減少頭皮油脂分泌、掉頭髮、頭皮屑？方法很簡單，就是只用清水洗髮！這其實是外國已經流行多年的運動，稱為免洗髮精的護髮潮流，大家可以上網搜尋 shampoo-free/ poo-free/ no-poo，可以看到不少人嘗試體驗的分享。

上醫練習10 清水洗髮

1. 洗髮只用清水，宜用室溫水或微暖水，不宜用熱水，洗髮時按摩頭皮。一般較為容易在秋冬開始進行。
2. 用清水洗髮一開始會不習慣，感覺頭髮總是油膩，這是正常的過程，需要一段時間適應，身體會逐漸調整。
3. 清水洗髮之後，由於頭髮比較油潤，洗髮後一般無需使用護髮素潤絲。
4. 如果感覺頭髮油膩難受，可以隔一段時間使用天然肥皂，或者用熱水洗髮，也可以幫助去除油分。

頭髮沒有每天用洗髮精洗掉油分之後，身體就會正常排出油脂，可是由於過去清潔太過，因此油脂一開始會分泌太過，這時候稱為「排油期」，皮膚需要一段時間適應，時間長短因人而異，通常需要幾個月時間，甚至半年到一年。當排油期過去了，頭髮皮膚的油脂分泌恢復平衡，就會減少油脂分泌。提醒一點，油脂恢復平衡之後，用清水洗髮時或許會感覺像有油在手沒洗乾淨的感覺，這是正常的，過去是洗澡之後再用潤膚乳潤手，現在只是洗澡時直接用上人體油脂潤膚而已。

我自己的體驗，也是多年前開始只用天然肥皂洗髮，已經感覺比用合成洗劑洗髮還舒服，不需要用護髮素。後來再改用清水洗髮多年，記得一開始用清水洗髮的時候，那種油膩感真的頗為難受，例如手機螢幕上會沾滿了油，有時候黏黏的解不了鎖！擦乾頭髮的毛巾，因為吸了不少油，隔一段時間就有氣味，需要用肥皂分開清洗才乾淨。可是過了大概半年到一年左右，這種油膩的情況就消除了，而且連多年來頭皮屑、頭皮癢的問題也自然解決了！

對不少人來說，尤其是長髮一族，會覺得清水洗髮會不會洗不乾淨？實際上已有許多長髮人士，為了髮質健康改用了清水洗髮，後來換來了一把美美的頭髮！這只是習慣而已，用清水洗髮比較難過的是「排油期」，只要熬過去了，就會感覺清爽自在。

用清水洗髮，也沒有強迫你一點肥皂都不可以用！有時候感到不乾淨還是可以用，尤其是感覺太過油膩的時候用一下無妨，只是不宜天天使用肥皂或清潔劑，那就會導致太過乾燥了。

如果改用清水洗髮半年到一年之後，頭皮和髮質的問題持續，那就代表體內有病情，需要先治療，宜從生活作息、飲食上調整，而不是只從表面去解決問題。

除了洗澡洗髮之外，順帶說說，在大小便之後的清潔，亦宜用清水清洗。一般人在大小便之後用衛生紙清潔，可是用衛生紙擦拭屁股之後，總會有糞便細菌殘留，我們反而覺得這樣夠乾淨了。不少國家地區的廁所沒有衛生紙，而是安裝了一條水喉，讓人可以用水清潔，用清水清潔屁股，比用衛生紙更乾淨呢！用清水洗屁股的過程，會直接用手指協助清潔，當然洗完之後，用肥皂洗手是需要的。如果洗手間沒有水喉，可以準備一個寶特瓶裝水自助清潔，十分方便。

用清水清潔二便，可以讓身體更乾淨，減少痔瘡，避免尿道和陰道疾患，還可以節省不少衛生紙！或許有些人覺得，用手去清潔糞便感覺不乾淨，其實有不少研究指出，每天觸碰的手機、鍵盤，因為不會經常清潔，很多時含菌量比馬桶坐墊還要高！可是我們卻不覺得手機或鍵盤不乾淨。這也是同樣道理，乾淨很多時候是一種感覺，只要習慣了，就會覺得這沒什麼了。

一定要刷牙嗎？

一般人每天早晚刷牙，形成了習慣，認為刷牙可以預防蛀牙和口腔的各種疾患。可是你有沒有想過，為什麼大自然的動物不用刷牙，卻甚少蛀牙？大自然的動物所吃的食物，都有塵土、又沒有經過煮熟，這樣「髒」的食物，為什麼卻更少口腔問題？

古人也甚少刷牙，想想看過去沒有牙刷的年代，大部分人都不會天天刷牙，一般口腔的護理就是漱口，或者牙籤去挑牙縫隙，聽說有些部落地區會用一些樹枝去「刷牙」，但也不是每天做的習慣。

與洗澡洗髮的情況類似，現在一般人刷牙大多選用含有界面活性劑的牙膏，其中含有各種化學成分如氟化物（fluoride），或者防凍劑、起泡劑等，簡單而言，如果有一些成分標籤是一般人看不懂的，也需要慎重考慮，因為這些化學物質的日積月累殘留可能影響健康，未必如想像中的安全。用這樣的牙膏刷牙，也是因為刷牙太乾淨，導致口腔的益菌也被殺死，當口腔的益菌與壞菌失衡，反而增加了蛀牙和口腔疾病的機會！因此口腔的護理，也不宜「太乾淨」，完全無菌，經常用化學合成的牙膏刷牙，或者用抗菌的漱口水，可能弄巧成拙，得不償失。

這裡不是反對人刷牙，而是提醒你要慎重選用牙膏。不少牙科的研究表示，只用清水刷牙和用牙膏刷牙，兩組做實驗對照比較，效果其實沒什麼差別，這其實是一般牙醫醫師的常識，只是大部分民眾都是以口腔感覺為判斷，覺得用牙膏刷牙之後感覺比較清爽乾淨、口氣清新，因此覺得用牙膏刷牙比較乾淨，用清水刷牙就不夠乾淨。其實這也是習慣了「太乾淨」的感覺，反而正常的口腔感覺就不喜歡。

從中醫上看，口腔的疾患並非只是口腔局部問題，而是跟整個五臟六腑有關，尤其跟腸胃消化道關係最密切，試想從口腔到食道、胃、十二指腸、小腸大腸，一直到直腸肛門，整條管道都是相通的，口腔問題跟整個消化道的狀態有關，因此遇到口腔疾患，需要從整體去考量。

回到第一個問題，為什麼動物不需要刷牙？這牽涉到人與動物的飲食方式不同，最主要的差異在於人類會吃穀類，以及人工添加劑的食物。蛀牙基本上是一種「文明病」，與現代文明飲食有關，許多人認為主要是多吃糖果有關，的確多吃糖是會引起蛀牙，但不只是糖類，包括各種碳水化合物，亦即是穀類為主的各種食物，例如米麵主食，麵包蛋糕餅乾等，也是導致蛀牙的主要原因。

以傳統觀念來看，穀類比較黏滯，一般人知道糯米較黏，實際上各種穀類也有黏性，因此能夠製成麵條麵包，簡單如平常煮白米飯，煮飯之後飯可以揉作一團，這也是黏性的特徵，蔬菜水果就少此特性。我曾經有朋友做了一個實驗，將一碗煮熟的燕麥，放著一段時間水分自然乾了，然後將整團燕麥黏在牆壁上，後來這團燕麥一個月都沒有掉下來！可想而知其中的黏性有多強。真的不要輕看穀類的黏性，比如有科學家研究中國的萬里長城，發現之所以能千年不倒的原因，就是因為古代建築工人在沙土之中混合了糯米湯，後來形成了一種超強的黏合劑。

穀類食物的黏性強，因此飲食時容易黏著牙齒牙縫口腔，亦會黏著在消化道之中，再加上各種人工添加劑、調味料，形成細菌繁殖的溫床。因此現代文明的飲食習慣，是導致口腔疾患的主要原因，如果要預防問題，飲食宜多吃粗糧，即是整全的食物，例如吃飯多吃糙米飯，少吃白米飯；多吃天然食物，少吃加工食品，這樣牙齒更健康。如果現代人沒有改變飲食習慣，刷牙還是一種必須的方式，幫助去除牙齒上的黏著物。

上醫練習 11 清水刷牙

1. 每天早上起床刷牙，只用清水刷牙。
2. 由於無需用牙膏，不用過水，刷牙時間會比較快，可以更仔細和輕柔的刷每一顆牙齒。刷牙過程反覆用清水漱口。
3. 刷牙之後，感受口腔和牙齒的感覺。如果當天身體狀態不好，或許口中就容易有口苦、口酸、口氣等情況，沒有使用牙膏刷牙，就可以直

接觀察身體腸胃的狀態，不會被牙膏氣味所掩蓋。

我多年來習慣早上只用清水刷牙，有時候早上起來感覺乾淨也直接不刷牙。晚上刷牙還是會用天然無化學添加劑的牙膏。親身感覺用牙膏刷牙，跟用清水刷牙感受差別也不大，可是為什麼還會用牙膏？個人而言還是會有擔心，雖然理性上相信清水已經足夠，但是因為多年來被牙膏廣告渲染，如果不用牙膏會擔心蛀牙，用了可以令人安心，也算是一種「安慰劑效應」吧！在中醫上恐懼會傷腎，而腎虛則會容易患牙病，故此讓自己安心更為重要。而且飲食習慣還未完全天然健康，有吃穀類食物，因此感覺還是需要晚上用天然的牙膏，但是早上起床沒有吃新的食物，實在沒有必要那麼乾淨，破壞口腔的細菌平衡。個人體會，減少了用牙膏刷牙之後，這些年找牙醫檢查也沒有發現蛀牙，也減少了牙齦出血、牙齒酸痛的問題。

除了刷牙之外，增加唾液分泌，也是一種保護口腔牙齒的方法！這就是古代提倡口腔養生，需要做「叩齒」、「嚥津」等方法，在我的《根本飲食法》一書之中亦有提及，就是多用牙齒上下叩合，用舌頭在口腔內攪動，增加唾液分泌。在吃飯過程之中，仔細咀嚼，即使喝飲料也咀嚼一番，也是幫助增加唾液的好方法。

戴眼鏡是一種依賴？

患近視需要戴眼鏡的情況日益普遍，而且有年輕化趨勢，許多年輕人在小學、中學已經得戴眼鏡，而且近視日益加重。戴眼鏡看似能夠解決近視問題，戴上眼鏡視野立即變得清晰，可是你有沒有想到，戴眼鏡或許才是導致近視加深的原因？

眼鏡本身只是一個工具，沒有對錯，可是工具使用得不當，也會導致依賴。例如一個人中風半身不遂，需要用助行器和拐杖攙扶走路，可是如果這個人一直使用拐杖不願意放下，嘗試慢慢訓練走路能力，他的腳就會因為缺少訓練而拖延了康復進度。戴眼鏡也是一樣，如果沒有根治造成近視的原因，只是戴眼鏡就是治標不治本，近視只會日益加深。

眼科學的基本常識，近視可以分為「假性近視」和「真性近視」，是近視的兩個層次原因。當人要近距離閱讀和工作，睫狀肌就會收緊，水晶體增厚，幫助人看清楚近的事物，可是如果長期近距離閱讀，就會出現睫狀肌痙攣，就是類似抽筋的狀況無法放鬆，這就是「假性近視」。如果假性近視時間持續沒有改善，導致眼睛軸變長，眼睛出現了結構性改變，這時候就形成了「真性近視」，這時候就比較難復原了。

因此要預防近視眼，重點是在假性近視期間去預防，讓睫狀體放鬆，即是每當看東西久了，眼睛開始疲累、模糊、乾澀的時候，就應當讓眼睛休息，做一些眼部運動，就好像如果腿抽筋了，就適宜拉筋和活動鬆一下肌肉一樣，眼睛也需要做這樣的運動放鬆。如果在假性近視期間，沒有休息和運動，戴上眼鏡好像看得清晰了，可是睫狀體的痙攣還是持續，這就好像腿抽筋的時候吃點止痛藥繼續走路跑步，那樣可能會導致肌肉受傷，難以復原，因此戴眼鏡反而讓近視眼日益加重。

上醫練習12

眼睛對焦訓練

1. 在眼睛不適的時候，讓眼睛輪流看遠和近的景物。
2. 先看遠處，如果能夠看大自然的景物為佳，例如山林、大海、天空，放鬆看著，也需要對焦看清楚遠的景物。如果沒有自然環境，找窗外最遠的景物亦可。
3. 然後看近處，例如看自己的手掌手指，仔細看身體皮膚的紋理，亦可以看身邊的景物。
4. 如此反覆來回，時間可長可短，如果沒有不適，可嘗試快速對焦，例如看五秒遠景，再看五秒近景，再看五秒遠景、近景，如此來回多次。

眼睛對焦訓練是基本的眼球運動，類似的眼球操有許多種練習方式，大家可參考相關著作和影片練習。其中的原理，就是類似肌肉伸展的練習一樣，需要鬆緊兩者協調，透過一鬆一緊，幫助肌肉從痙攣逐步放鬆下來。眼睛也是一樣，看遠景比較放鬆，看近景比較緊，因此透過兩者輪流替換，就好像給睫狀體按摩一樣幫助鬆弛。

除了做以上運動訓練，幫助放鬆眼睛之外，也必須要注意「治本」，什麼是近視的原因？基本的解釋是因為看近的東西多，那就是看手機、看電視、看書，現代人為什麼近視眼增多了，而且有年輕化的趨勢，當然跟年輕人使用電子產品增多有關了。

我從小至今都沒有戴眼鏡，曾經檢測過近視眼只有一百度左右，這方面實在歸功於父親，小時候嚴厲提醒，如果我看書看電視太近，就會敲我的頭說：「不要看那麼近！」小時候覺得爸爸很兇，現在明白這是爸爸對我的愛，希望我的眼睛可以長久健康。小時候也經常到大自然去玩樂，喜歡看遠的景物，對保護眼睛有莫大幫助。

我們想更深層次探討，為什麼小孩子容易患近視？在我另一部著作《向癒》之中指出，凡是生病都會有心靈層次的成因，書中提到「語帶相關法」，例如近視眼就是看不清楚遠景，那麼是代表這個人在現實人生中也是「看不清楚遠景」，亦即是看不到未來。例如小孩子喜歡沉醉在電子產品的世界之中，就是因為現實世界不好玩、不開心，那就要讓自己埋頭在另一個世界之中，讓自己脫離現實，這是因為現在的孩子，從小就要面對沉重的課業、考試，未必能夠選擇自己喜歡的生活，這麼小就已經看不到未來會有幸福了，這就是導致近視的根本原因。相反的，如果孩子患有遠視，就是看不清楚近景，這就代表這個孩子從小的生活中已經「看不清楚近景」了，也就是說從小生活已經面臨許多困難艱苦或恐懼，因此小孩患遠視比近視更為嚴重。

如果從中醫的觀點來看，《黃帝內經》的觀點認為「肝開竅於目」，眼睛跟肝腎氣血有密切關係，而如果一個人有憤怒、驚慌、恐懼，就容易傷肝腎。試想想看，一個小孩從小就看不到未來，對未來沒有憧憬，不覺得人生快樂，這就是一個複雜的情緒。

要預防視力問題，需要從根本入手，戴眼鏡只是一種輔助工作，可以幫你短暫恢復視力。比如有人做雷射矯正手術之後，視力立刻改善了，可是如果生活原因沒改善，問題還會再次出現。特別在眼睛不適的時候，放下手上的工作，讓自己看遠景、做對焦訓練，甚至抽身去大自然，終究還需要面對內心的情緒，幫助自己「看到未來」的幸福，這些也是圓滿視力的要訣。

走路宜穿平底鞋

行住坐臥，我們開始說走路。人每天走路大多會穿上鞋子，有沒有想過，大自然的動物都不用穿鞋子，為什麼人需要？我們會覺得穿鞋子能夠保護雙腳，因為現代城市的環境容易傷腳。可是不要忘記，大自然並非都是平坦的路，人到大自然赤足恐怕也難以生活，而且動物來到城市之中生活，依然沒有穿鞋也能行動自如，顯然穿鞋子主要是文化需要，因為人類「文明發展」，人人都習慣了穿鞋，因此足部變得嬌嫩，反而就不習慣赤足走路了。

我沒有打算呼籲所有人都要改回赤足走路，的確赤足可以算是上醫養生的觀念延伸，只是這與現代文化相差太遠，如果有人赤足搭公車、在大商場內走路，你也會覺得他是一個怪人。可是，赤足走路確有不少好處，可以「接地氣」，幫助人體內的病氣排走到大地上去，幫助人體恢復陰陽平衡，現代科學研究也證實，赤足走在天然的地面上如泥地、草地、沙灘等，即使是水泥地、紅磚地也可，可以釋出身體多餘的電，幫助人體回復平衡，失衡就是導致慢性發炎、癌症與多種疾病的原因，這方面可參考《接地氣》一書（克林特．歐伯等著，二〇一五年，地平線文化出版）。

就算我們無法全部時間都以赤足走路，也可以多在家赤足，或者到公園草地或沙灘赤足走路，這對雙腳乃至全身皆有幫助。

現在人都習慣穿鞋，你會怎麼挑選鞋子？會挑一雙舒適的、有軟墊甚至氣墊的鞋子嗎？有沒有想過，穿有保護墊的鞋子，反而是導致足部疾患的原因！有些人患有足跟痛、扁平足、足部筋膜炎，甚至是膝痛、腰背痛，竟然跟穿上有保護的鞋子有關？！說起來有趣，鞋子本身是為了保護我們雙腳，為什麼會反而造成傷害？

鞋子本身是沒罪的，它是一個工具，可以保護你的腳，我們並不反對人在足部不適時，穿具有保護性的鞋子鞋墊，讓自己舒服一點，可是這算是中醫養生層次的觀念，如果要足部得到長久健康，就需要脫離保護型鞋子的依賴。

為什麼穿保護型鞋子，反而會造成傷害？原因在於步姿。容易患上足部的疼痛疾患，主要原因是足部著地的用力方式不當，導致足跟部經常用力「撞擊」地面（見圖9），因此足部經常受到過大壓力，導致足部筋骨受傷，而這些過度的力量甚至順著骨骼傳到膝部、髖部、腰背脊椎，可以出現各種關節肌肉疼痛。

怎樣的步姿比較正確？這真是如何「做人」的基本問題啊！或許我們都忘記了如何走路。不少人因為習慣了鞋子的保護，會邁步跨步走，然後以鞋子的足跟著地，用這樣的方式走路，就是導致足跟痛的主要原因了！想想看，如果人像動物一樣赤足沒有穿鞋，那能否用這樣的步姿去走路？當然不能！這樣子足跟就很快受傷了。

因此正確的步姿，需要先從赤足走路的方法來觀察。

圖 9. 足跟先著地的走路方式

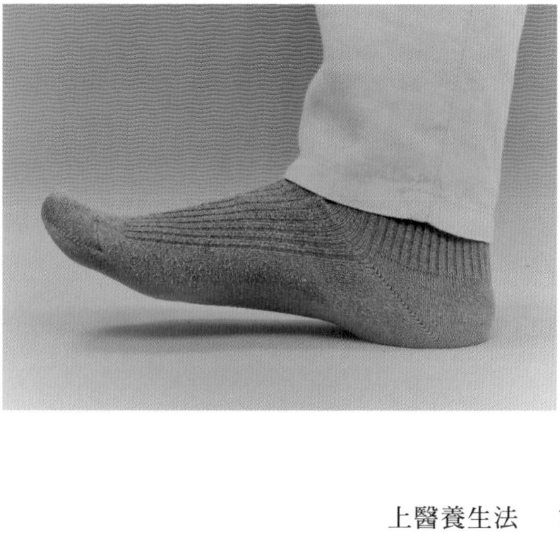

上醫練習 13

走路步姿

1. 走路時以整個足掌一起著地，更好的是以前足掌先著地、很快整個足部一起著地（實際上整個足掌幾乎同時著地）。前足掌的位置，即是踮腳時足跟提起，只用前足掌和足趾著地的位置。（見圖10）
2. 走路的時候，身體腰背的重心先前移，讓自己好像有一點點向前跌仆的感覺，腳就順勢踏出去不讓身體真的跌倒，如此往復左右腳步行。走路並非用腳向後推使身體帶向前，而是身體自然向前，腳幫助我們不跌倒，這樣走路自然比較省力。
3. 走路時身體保持靈活，足趾、踝關節、膝蓋等關節有彈性感覺，落地

圖 10. 前足掌先著地的走路方式
（注意很快足跟、整個足掌也一起著地）

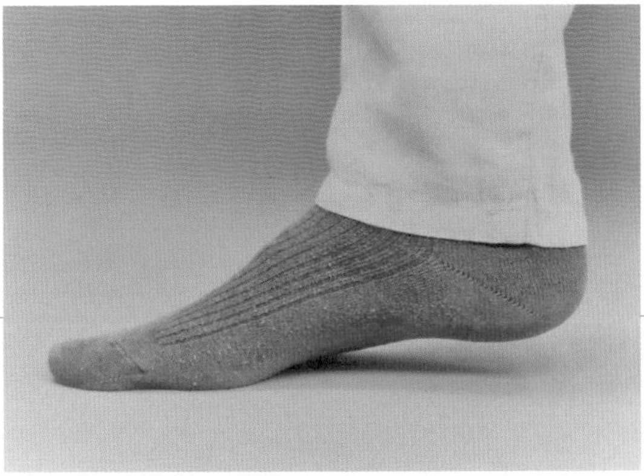

宜輕。

4. 因為走路並非足跟著先地，因此未能「大跨步式」走路，步幅會相對偏短，走路節奏感覺較快。

以前足掌先著地的走路方式，可以幫助人將身體的重量卸開，將力量分散給身體不同地方，而非只是足跟承受壓力。這就好像一個身體靈活的人，如果從高處跳下地面，假如身體能夠翻筋斗或者向前滾動，身體的損傷就會降低，如果高處跳下只是直接雙腳著地站著，那麼身體就會直接承受巨大重力而受傷。

因為習慣了穿鞋子之後，我們就忘記了人體本來的「步法」，其實自然的步姿就是最好的「緩衝器」，讓我們將走路的壓力散開。如果容易出現肌肉筋骨緊痛的問題，就要重新檢視是否因為步姿不當所致。

如果是慢步走路，因為著地壓力不大，只要整個足掌一起著地已經足夠，只要並非只是足跟著地，已經可以不讓力量集中在一處而導致損傷。如果是要快步走路，則以前足掌先著地的步姿，會更為靈活舒適。特別提醒，前足掌先著地，也需要足跟快速跟隨著地，如果只是用前足掌著地而足跟不著地，那麼就變成前足掌用力太過，就像穿高跟鞋一樣也會容易受傷了。

我的個人經驗，曾經有一段時間出現足跟痛、足底痛的毛病，起初我努力找尋更具保護性的鞋墊和鞋子，改穿這類鞋子是感覺舒緩了些，可是一旦沒有穿這些鞋子仍會痛。明白到是步姿的問題，於是嘗試改變步姿，後來改穿了平底鞋之後，反而就沒出現足跟痛了！過去我也不太明白，因為我從小喜歡運動，喜歡穿有氣墊的運動鞋，看到許多女士也會穿薄的平底鞋，就會覺得為什麼這樣穿都沒有不適？後來才發覺，原來穿平底鞋才是王道！

為什麼穿平底鞋反而更好？我現在穿鞋子，大多穿很便宜的平底鞋、布鞋，鞋底都是比較薄而硬的，一般人會覺得這樣沒有保護，不是會容易得足部疾患？道理正好相反，因為穿了具有保護性的鞋子，我們就忘記了要注意步姿，而且因為這類鞋子通常足跟部相對較厚，就算足掌平放走路，也是足跟部位較為受力。如果改穿平底鞋，步姿就一定要改變了，那樣才會減少足部受力不平均的問題，於是就從根本上解決了足部疾患。

穿平底鞋雖然較好，但不代表其他具有保護性的鞋子都得丟掉！如果現在正有足部疼痛，當然是先採取保護的措施，以中醫層次養生為佳；如果疼痛較少出現，就宜跳出舒適區努力改變步姿；如果沒有改變步姿，只是改穿平底鞋，足部疾患只會日益加重，這時候怪責鞋子傷害你的腳，那也只是推卸責任了；當步姿改變了之後，其實穿什麼鞋子就不是最主要的問題了。

赤腳跑人生更自由

除了走路宜穿平底鞋，跑步亦然！甚至，「赤腳跑」已經成為現代的新熱潮，可以說是一種回歸自然的跑步方式。當然，對很多人來說，赤腳跑是一件不可思議的事情，覺得赤腳很容易受傷，為什麼可以做到呢？不要忘記，許多非洲的跑步選手從小都是赤腳跑，而且曾經有不少跑手赤腳跑獲得了奧運冠軍，甚至創造世界紀錄。

上醫練習14　赤足跑步姿

1. 赤腳跑的步姿，以前足掌先著地，幾乎同時地整個足掌一起著地。記得不是用足趾尖著地，而是前足掌為主，也不要用足跟先著地。
2. 動作就如赤腳原地跳的感覺，不要蹬地（腳往後踢磨擦地面），而是

腿往上抬。（見圖11）

3. 身體中央腰背的重心先移動，而不是腳先動，如向前仆倒的感覺，然後腳跟上向前走。

4. 步幅較短，大約平常穿鞋跑步的一步步寬就要跑兩步。

5. 一開始練習赤腳跑，時間宜短。因為所使用的腿部肌肉不同，無論有多少跑步經驗的人，剛開始練習，宜先從幾分鐘開始，第二天沒有不適，才逐漸增加時間，避免肌肉拉傷。

圖 11. 赤足跑練習原地跳的感覺，腿往上抬

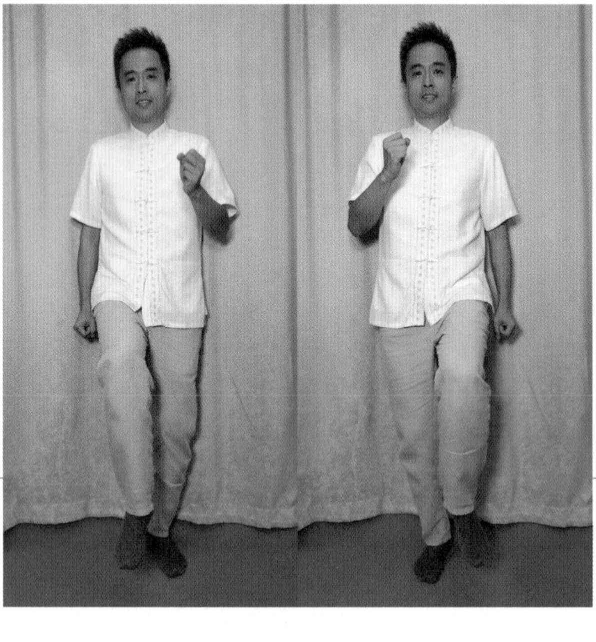

想像一隻猴子原地跳動的樣子，身體除了足部腿部，全身靈活保持彈性。也

不妨自己試試看，赤腳在家中原地快步或跳動，自然會感覺到這種跑步的方式，必然是以前足掌著地，而不可能用足跟著地。然後加上身體重心往前傾，那就可以自然不費力的往前跑了。這也是為什麼赤腳跑可以贏得馬拉松比賽冠軍，因為這種跑步方法比較省力自然。赤腳跑的概念，類似於「輕功」的想法，這樣跑步身體感覺輕盈，如風一樣飄過，因為腳不用力踏地，跑起來的聲音也比較輕。

練習赤腳跑有個常見疑問，為什麼赤腳足底不會受傷？許多赤腳跑的練習者，也會在各種地面上跑步，例如城市的柏油路、水泥路，甚至在各種大自然的山路跑步，依然可以如履平地。赤腳跑不受傷的原因有幾點，第一，平常習慣穿鞋子跑步，腳部皮膚較為嬌嫩，赤腳走路就不適應，需要一段時間適應，腳部皮膚亦會增厚適應。第二，習慣穿鞋子跑步，通常不習慣看地面有什麼東西，而赤腳跑步的人通常都會觀察清楚前面路面情況，不會讓自己踩到東西。第三，最重要的一點，穿鞋子的跑步方式，讓我們習慣用力蹬地，即是透過腳往後踢摩擦地面，帶動身體向前，可是以這種蹬地的方式來赤腳跑的話，如果踩到銳利的東西，就會好像被刀切下去一樣導致腳底受傷，事實上腳底是很敏銳的（不然試試看抓癢自己的足底），如果不蹬地，只是上下提腳的步姿，當腳碰到尖硬東西時，腳就會自然反射動作抬起，身體跳開，因此就避免了受傷。

我亦曾經練習過赤腳跑，一開始會不習慣，也擔心腳底會不會受傷？但只要不心急，一開始慢慢跑，就會發覺腳底逐步適應，也感覺到身體與大地緊密貼近，對自己身體的整體感覺也會更加敏銳。練習久了的最大心得，就是感覺到「自由的喜悅」！因為發現，過去無論到哪裡去都要穿鞋子，現在竟然可以不穿鞋子，來去自如，更可以跑步！好像脫離了鞋子的束縛，原來人不穿鞋子也可以行動，那麼如果有一天鞋子壞了，或者遇到什麼天災人禍，也不用擔心沒鞋子的問題，生活變得更簡單自在。

一開始學習赤腳跑，不妨在較為舒適的地面上，例如室內平地，或草地、田徑跑道等，讓腳步先熟習適應。也不一定一開始就赤腳，可以穿「五趾鞋」，或者薄底的鞋子，或比較優質的白布鞋也可，因為「赤腳跑」的重點並非是穿鞋與否，而是跑步的步姿是否正確。

就我練習的經驗，特別提醒大家起初不要練習太過。記得我前幾次練習赤腳跑的時候，因為感覺挺舒服的，就按照平常跑步那樣，一開始就跑了半小時，當時覺得很爽，可是第二天肌肉就酸痛了好幾天！這是因為所用的肌肉不同，赤腳跑特別多用小腿後部的肌肉，因此就容易拉傷了。記得要循序漸進，雖然這是很自然的跑步方法，可是我們可能一輩子都用不自然的跑步姿勢，於是就容易受傷。

要學習赤腳跑，還需要更多技巧，並非只是看了以上幾點介紹就可以開始。如果想要練習，不妨找尋教練和參與課程，亦可參考《更快更安全的赤腳跑步法》（傑森・羅比拉德著，二〇一三年，臉譜出版）、《天生就會跑》（克里斯多福・麥杜格著，二〇一〇年，木馬文化出版）等著作，網路上也有不少影片示範步法技巧。

除了赤腳跑之外，這裡也順帶一提，配合「超慢跑」的運動概念，兩者將會相得益彰！「超慢跑」是現在流行的跑步理論，提倡一種「帶氧運動」的正確觀念。

上醫練習15 超慢跑

1. 跑步時一邊可以唱歌、聊天說話，同時不氣喘。
2. 跑步速度較慢，但是並非快步走，而是要有彈跳和向前跑的動作，步幅窄不用大跨步的動作。
3. 跑步同時看著風景，甚至在家中一邊看電視一邊跑步亦可。

超慢跑的理論之中，提倡真正的帶氧運動是「不缺氧」！如果跑步時候氣喘，那就是「缺氧」了，反而不能達到燃燒能量、消脂減肥的作用，從中醫上看也會導致氣血不通。因此真正的帶氧運動需要不氣喘，所以一邊跑步的時候，還能正常說話或唱歌，那就表示沒有氣喘了。

如果要達致更佳效果，每次跑步最少三十～四十分鐘為佳，當然如果本身沒有跑步習慣，或者身體虛弱者，或如上述建議剛開始練習赤腳跑，還是先以更短時間開始為宜，例如先跑五～十分鐘，身體適應之後才逐漸增加時間。

超慢跑的重點並非速度，一開始超慢是不錯的，可是當身體經過訓練逐漸適應之後，就可以逐漸加快速度，甚至後來就變成了快跑，也能夠不氣喘呢！可以參考相關著作如《最強超慢跑法》（田中宏曉著，二〇一八年，晨星出版），《驚人的超慢跑瘦身法》（梅方久仁子著，二〇一五年，采實文化出版）

你懂得站立嗎？

你懂得站立嗎？站就站吧，還有什麼需要學的嗎？人從小長大，首先從四腳爬爬，逐步學站起來，然後走路，這首先說明了，站立走路是需要學習的。其實正確的站立姿勢很簡單，可是當人身體虛弱了，或者習慣了錯誤姿勢，就難以糾正過來。

如果一個人經常腰酸背痛，頸部肩膀疲累緊張疼痛，還有覺得呼吸不暢胸悶，或許就跟站立姿勢不當有關了！廣東話有俗稱「寒背」的毛病，就是指上背部向前彎曲，雙手向前向內

圖 12. 寒背姿勢

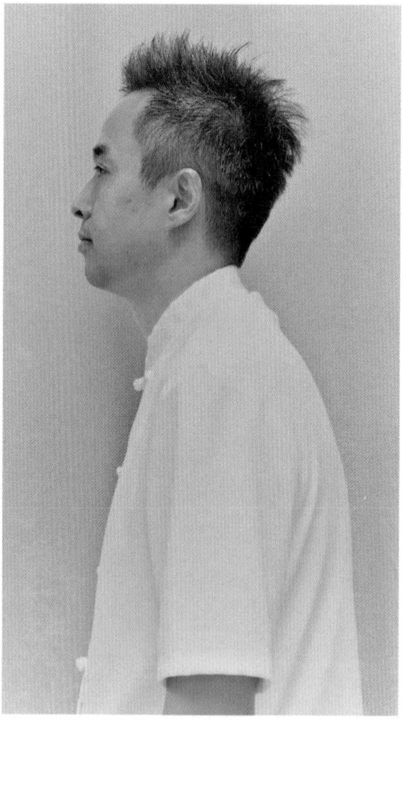

收，頭頸部前傾的體姿（見圖12）。許多人站立的時候，都有不同程度的「寒背」問題，久而久之就會導致上述毛病，甚至到老之後出現駝背。

寒背的成因有許多，可以是因為身體疲累，經常背負重物，例如背囊書包；也跟思想性格有關，例如沒自信，不願意挺起胸膛做人，或者一個人經常心急，總是急著向前進，趕快完成事情，希望讓別人快點明白自己等等。當一個人改變了站立姿勢，不單可以消除身體的筋肉不適，更可以幫助人改變性格心情！有許多益處。

上醫練習16 站立姿勢

1. 雙腳分開，與肩同寬站著，站立時候挺起胸膛（見圖13），盡力將上半身頭頸部和背部的脊椎往上延伸，頭往上方頂著的感覺，挺直之後身體再稍微放鬆，讓肌肉不至於繃緊，保持有彈性。
2. 雙肩膀、上臂往後，向背部中央內收。想像在兩個肩胛骨之間，有一

圖 13. 挺起胸膛站姿

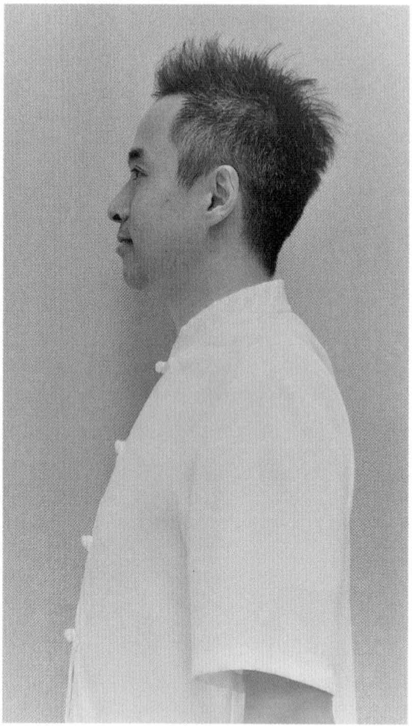

圖 14. 背部中央夾著棍子

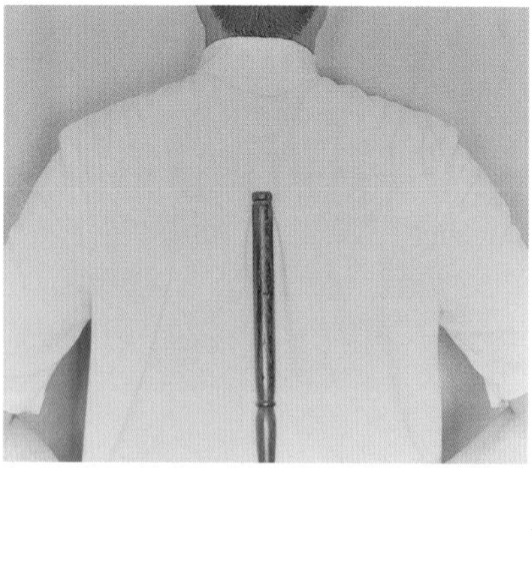

根棍子（圖14），夾在脊椎中央的感覺，這時感覺胸部向前突出，亦可稍微放鬆，讓肌肉不至於繃緊。

3. 保持這樣的姿勢站立走路，有時候寒背了，提醒自己回到原來姿勢上，逐步形成習慣。

4. 除了以上站立姿勢外，亦可前後腳站，以「一虛一實」的方式，一腳為重心、另一腳放鬆向前放，同時依然保持挺起胸膛（見圖15）。

這樣的站姿，看起來會精神奕奕，充滿自信，可是有些人不習慣這樣的體姿，因為這樣可能太亮眼了！男生太帥女生身材盡顯。正是因為許多人對自己的身段不夠自信，或者不想讓自己這麼凸出在人前，於是就寒背讓自己捲縮起來。

所謂「寒背」的意思，我認為就好像冬天寒冷的時候，讓自己捲縮起來用雙手交叉抱著身體的樣子，這樣也是一種自我保護的心態，不讓別人進入自己的空間。胸部之中藏著「心」，因為中醫上的心是「藏神」的地方，寒背的姿勢背後隱含著不想別人進入自己的心，怕別人看清楚自己。相反的，如果一個人挺起胸膛做

圖 15.「一虛一實」前後腳站姿

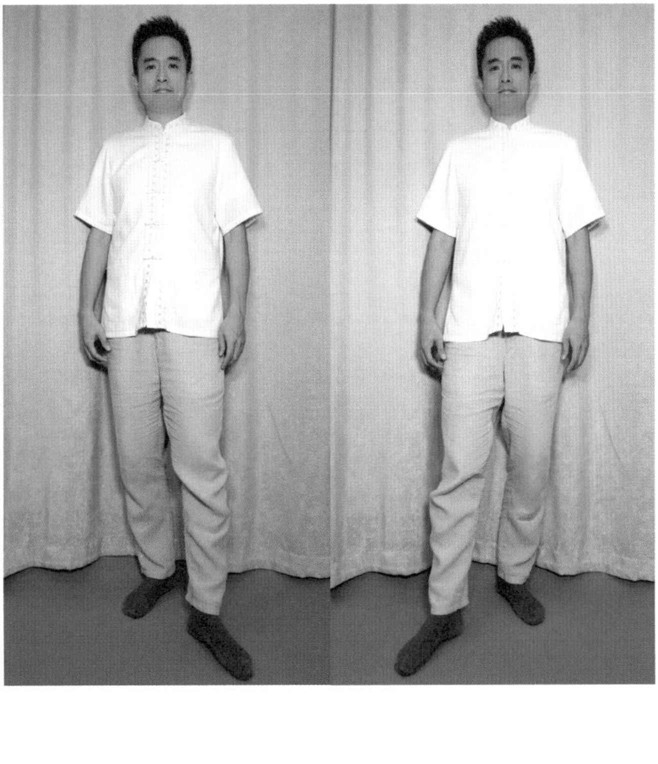

人，也表示他光明磊落不怕被人看見，不怕自己的心給人看清，這也是「自信心」的具體展現。

我因為從小個子高大，中小學列隊的時候都是站在全班最後，與一班人一起站總是比較突出。但我也習慣寒背，初時以為習慣跟比我矮的朋友接近一點，後來想清楚，其實更主要的原因是怕自己太突出，跟別人造成差異，希望可以融入大家一點。這是想太多了！因為就算跟其他人不一樣，其實也可以融入人群，只是以為跟別人一樣會安全一點，就不太願意做自己。後來我刻意訓練站姿一段時間，時刻提醒自己好像拍照時挺起胸膛，一開始會不習慣，覺得自己好像很造作，後來觀察其他人，發覺很多人都是這樣站立，尤其是那些覺得自己比較帥美的人都這樣，為什麼自己不可這樣？逐漸形成新的習慣，感覺自信也提升了。所謂「相由心生」，身體的姿勢動作跟情緒性格有密切關係。

除了站姿以外，坐姿也跟站姿一樣，理想的坐姿應該是挺直腰背、不靠著椅背，或者就算靠著椅背也不要寒背彎曲（圖16、17）。當然，要挺直站坐，一開始都會不習慣，覺得疲累，不過這好比是一種運動訓練，類似「站樁」的功法，只要練習多了，身體就會變得更強壯。

現代人坐椅子，其實並非身體最適合的坐姿，有一種稱為「亞洲蹲」的蹲坐姿勢更符合人體結構，就是雙腳稍微分開，蹲下的時候足掌、腳跟要貼地，身體腰背稍微挺直而前彎保持平衡，雙手手肘可以放在膝蓋上支持或懸空。名為「亞洲蹲」是指亞洲人比較容易做到這種坐姿，其實西方人也是可以做到的，只是這種坐姿需

圖 16. 寒背坐姿

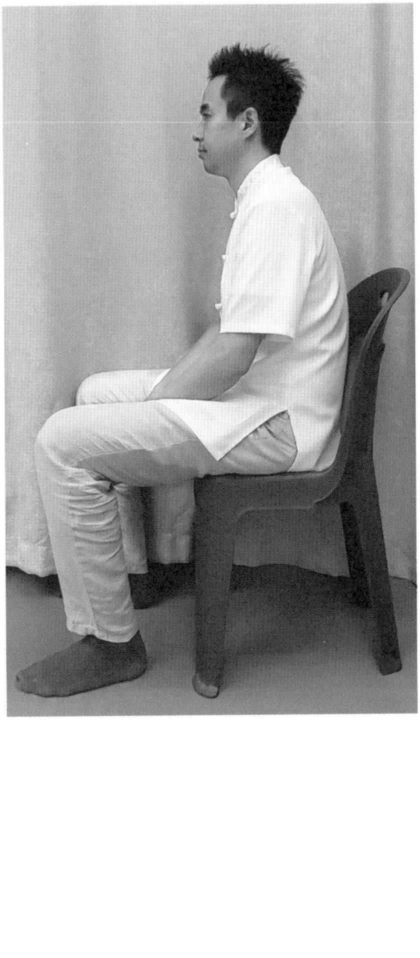

圖 17. 正確坐姿

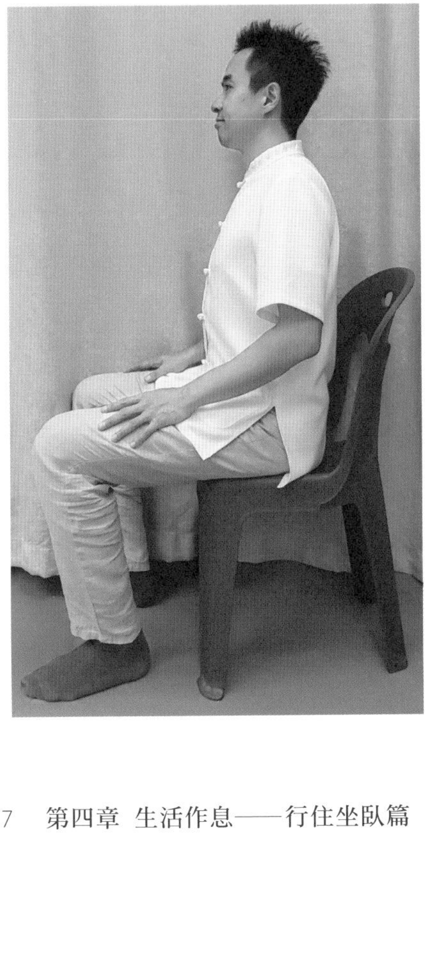

要一定的靈活性，身體嬌小的人較為容易做到。

這種蹲下來的坐姿，其實就如使用蹲式馬桶的蹲下動作！現在已經有不少人明白，蹲下來排便對身體更佳，很多時候用坐式馬桶才是導致排便不暢、便祕便祕的原因，蹲下排便會更有氣力和順暢。平常多點蹲坐下來，可以對身體多個關節有益，訓練全身關節的靈活性，尤其是髖關節、膝關節、踝關節，也需要訓練腰背和腿部的力量，對全身也有好處。

當然現代大部分地方都有配備座椅，這樣蹲坐反而覺得你沒文化、覺得你是個怪人，吸引歧視目光。我沒有打算呼籲所有人都要蹲坐，而是鼓勵我們也應該多做這種動作的運動，例如深蹲、蹲墻功，偶爾蹲下然後站起來，或者蹲下然後起跳，這樣都能對身體有許多幫助。

睡覺宜睡硬床

到了行住坐臥的「臥」，即是睡眠養生的部分，一般人睡覺希望「高床軟枕」，床鋪距離地面要高，那樣就不用吸地氣（如寒濕氣），枕頭和床墊宜軟，當然這樣的睡眠生活，主要是中醫層次的考慮，覺得這樣比較舒服，可是如果上醫層次則截然相反！

例如睡床的高低，現在不少國家地區的人還是習慣睡在地上，例如日本、韓國等地，還有許多貧窮落後的國家，或許我們會覺得他們是缺乏物質資源，但其實也不一定，是他們覺得睡在地上更舒服！

睡在地上舒服的原因，一方面地板比較硬（這部分稍後解說），另一方面睡在地上能夠「接地氣」，就是如前面介紹赤足的好處一樣，對身體有許多幫助，排走身體的病氣或多餘的電，睡在高床上就沒有這個效果。大家或許會疑問，究竟睡在地板上會有寒氣濕氣傷身，還是會對身體有幫助？這當然是因人而異，視乎身體是否虛弱，尤其是你所居住的地方，地板是否真的特別寒冷潮濕，但假如說地板並不濕冷，睡在地上其實有許多好處，例如有些國家地區，會在地板下面加熱，例如下雪地區的新房子有地熱暖氣，或者某些傳統房子地板或石磚床下可以燒煤炭，那樣冬季就有暖暖的床鋪入睡，更為舒適。

其實能否睡在地面上，很多地方也有限制，例如我在香港生活，地方寸金尺土，通常需要睡在「高床」上，床下方便收納東西。我認為能否接地並非最重要的選擇，更重要的是：睡床宜硬。

許多人追求舒適生活，會挑選優質的床墊，感覺躺下去被包圍著的舒服感，不同床墊有不同的要求，例如彈簧床墊，可以讓整個脊椎保持挺直，同時亦有適當弧度，讓身體感覺均勻承托。可是有些人習慣了睡家中優質的床墊，每當出外旅行的時候，睡陌生床墊就會睡不好。

想想看，如果在大自然之中，人應該是睡在哪裡？當然也是席地而睡，就睡在地上，可以在草地，也可以有山洞石地等不同地方，地面也總是偏硬的。所以不少國家地區的人，還是睡在地板上，這其實只是回到自然的睡覺方式而已。當然現代人也不需要讓自己睡得這麼辛苦，例如日本、韓國人即使睡在地上，也會鋪墊子在下，例如現在挑選床墊，也可選擇一些相對偏硬的舒適床墊。

上醫練習17

挑選床墊

1. 宜挑選偏硬的床墊，讓身體躺臥上去，不會因為某個部位較重而凹下去，例如背部、臀部位置會凹陷。
2. 躺臥在床上時，感覺胸部會突起，有挺起胸膛的感覺。腰部會有一點懸空，沒有緊貼著床墊，腿部如膝蓋後膕窩亦然。
3. 視乎自己的喜好，選擇床墊的質材，一般能透氣較好，視乎生活所在地區選擇偏涼快或者容易保暖的材質。

我從小喜歡睡硬床墊，後來因為工作賺錢了，第一張買的厚床墊，選了一張比較豪華舒適的彈簧床墊，上面也加厚了，初時睡上去感覺很舒適，可是睡久了，總感覺腰酸背痛，早上不願起床，就是因為太舒適了，反而造成依賴。再者因為這床墊比較昂貴，因此好多年不願意丟棄，直至後來搬家了，需要買新床墊，才決意要買偏硬的床墊，到了店鋪去挑選的時候，直接問最硬的床墊是哪一張？剛開始睡的時候，很不習慣，覺得為什麼胸部這麼挺起來？身體硬綳的感覺，可是慢慢感覺一下，發現這樣呼吸很順暢，於是就買了，後來也睡得很不錯！

我想大家也會有一些疑問，睡硬床胸部會挺起來，那不是挺辛苦的嗎？其實這就好像上一節所說的站姿一樣，正確的站姿本身就是要挺起胸膛做人！那麼睡眠其實也一樣，只是大部分人也不習慣挺胸的感覺，在睡覺時這樣平臥，其實還只是被動幫助身體挺直，根本不需用力，可以訓練身體有正確的站姿，何樂而不為？這樣睡覺，呼吸會比較順暢，可以幫助解決一些人的鼻鼾和呼吸不暢的問題。

另外，睡硬床時，腰部會懸空，沒有貼著床墊，對腰部不會辛苦嗎？的確，如果本身腰椎有毛病，容易腰痠痛的人，腰部通常需要額外承托，一般護理建議用毛巾墊在腰部會舒服一點。可是這是指生病的人，腰部需要特別護理，而這裡提倡上醫養生法，是針對沒有病的養生，就正好相反，適宜減少護理，讓腰部在睡覺時懸空，算是一種適度的鍛煉。實際上，側睡時腰椎也一定會懸空吧，我們也沒有覺得這是一種問題，其實平臥時候腰椎懸空，本身並非錯誤，相反經常墊著腰部，腰部肌肉就會變得軟弱，從而容易腰背酸痛。

如果平常沒有睡硬床，一開始嘗試，當然會感覺身體肌肉緊繃不適應，這只是因為身體的肌肉缺少這樣的鍛煉，不習慣而已，就像前述穿平底鞋走路的步姿一樣，只要多訓練，身體就會適應。每當想到這裡，想起這個世界有非常多人睡在地板，也是照樣健康生活，你就會知道這只是適應的問題了。

順帶說說枕頭，挑選枕頭其實真是高深的學問，我也曾為了挑選適合的枕頭而花了不少時間。這方面的資訊很多，只要上網搜尋就可看到，這裡想提一下，其實不用枕頭睡覺，頭部直接躺臥在床上，也是一種對脖子有益的睡法。頭部平臥在床上，與背脊高度一致，可以幫助頸椎恢復正常的弧度，也讓氣道呼吸順暢。

可是大家可能會問，如果不用枕頭，頸部沒有承托，不會覺得辛苦嗎？的確，如果有頸椎毛病、頸肩酸痛的人士，適宜挑選具有承托力的枕頭，會感覺比較舒適，因此我並不鼓勵所有人都不用枕頭。可是用枕頭也只是治標不治本，這樣只是讓頸部肌肉舒服，但沒有鍛煉好頸肩部肌肉力量，還是會反覆出現毛病。而且人睡覺會經常轉側，其實很難有一個枕頭可以剛好承托頸部的後部和側面，頸部轉側時依然會時高時低，始終會有不適感覺。

本書提倡上醫養生觀念，主要是給平常沒有頸肩不適的人，可以嘗試不用枕頭睡覺，側臥時頭就靠在手臂上睡，睡覺時對頸部有適量的鍛煉，能夠預防頸肩疾患出現。實際上有不少人不用枕頭睡覺，也是睡得十分舒適，他們反而會被有睡枕頭的人提醒：「不用枕頭睡覺對頸椎不好！」其實是體弱者不理解健康人的生活方式呢！

當然了，不用枕頭睡覺，並非每一個人都能習慣，我自己也用枕頭，這裡並非提倡所有人都不要用枕頭，而是選擇枕頭時，可以選擇薄一點的，或者只要簡單用毛巾折疊起來做枕頭，可以更靈活的調整枕頭的高度。

一個人如果能夠習慣睡在地板上，甚至不用枕頭亦能睡得好，那樣的人生就會更加自由了！到任何地方生活旅行，都可以得到充分休息。

正確呼吸補五臟

行住坐臥篇的最後，我們來談呼吸。呼吸是生命的根本，只要一刻活著，就需要呼吸。可是大部分人沒有學習過如何正確呼吸，的確人與生俱來本身就懂得正確的呼吸方法，可是形成壞習慣之後，反而忘記原來的呼吸要怎麼做。

中學的生物課介紹人體的呼吸有兩種，一種是胸式呼吸，另一種是腹式呼吸，胸式呼吸主要是胸部肋骨擴張、向上向外，從而吸氣進內，反之胸部內收則呼氣；腹式呼吸亦然，在腹部鼓起擴張的時候則吸氣，腹部內收扁下去的時候則呼氣。

不管是哪種呼吸，首先都要注意，需要用鼻子呼吸，不用口呼吸。用口呼吸是只在特殊情況進行，例如游泳，或者鼻塞的時候，如果日常呼吸，用鼻子呼吸可以幫助過濾空氣，也可以聞到香臭，用口呼吸就無此功能。再者，習慣用口呼吸的人，嘴巴就會經常張開，下巴內收，就會影響面型和頸部，樣子看上去會較為肥腫。

正常的呼吸，應該是胸式和腹式呼吸同時並行，但偏向使用腹式呼吸為主、胸式呼吸為次，可是現代人往往是相反，主要側重胸式呼吸而少用腹式呼吸。呼吸不足，可以產生百病！尤其是腹式為什麼這麼重要？看看以下一段中醫經典的記載：

「人吸者隨陰入，呼者因陽出」「呼出心與肺，吸入腎與肝，呼吸之間，脾受穀味也，其脈在中。浮者陽也，沉者陰也，故曰陰陽也。」

——《難經》

呼吸就是人的生命根本，呼吸就是人的陰陽，吸入屬陰，呼出屬陽，這就是人體之氣的升降出入之本。更仔細而言，呼出是透過身體上部的心肺，當氣吸入的時候，就可以吸入到人體下腹部的肝腎，在呼吸之間的停頓，氣就會停留在中央的脾胃。

中醫經典的理論認為，人體五臟高低位置，在上有心肺，中央為脾胃，在下是肝腎。注意中醫的五臟跟西醫的臟器並不相同，中醫的五臟是氣血之五臟，是無形的，是五個收藏氣的地方，而西醫的臟器則是指有形解剖學上的器官。

有些人會疑問，為什麼做腹式呼吸，氣可以進入到下腹部？首先要指出，因為中醫呼吸的「氣」並非只是空氣，而是指天地之氣，可以理解為物理學上的「能量」，亦即是氣功所訓練之氣，氣隨著呼吸直接進入人體臟腑。而即使從西醫上的理論看，人呼吸的氧氣從肺進入血管之中循環一身，只需要二十秒左右的時間，亦有記載需要四十～五十秒左右（實際上視乎身體大小、心率等多種因素決定），即是只要呼吸不到一分鐘，就可以流遍全身！只要多進行深度呼吸，就可以補益全身，不只是補肺。

從中醫上看，為什麼有些人容易腰酸背痛，容易患腿部疾患，那就跟呼吸不夠深入有關，如果呼吸能夠進入下腹部，那就可以幫助補益肝腎、補益五臟，氣血流通周身上下。

1. 如果是剛開始練習腹式呼吸，建議先平臥練習，平臥在床上或地上，慢慢呼吸，一般用鼻子呼吸，除非有鼻塞，就可用口呼吸。
2. 吸氣時腹部鼓起，呼氣時腹部內收；呼吸之間可稍作停頓，自然即可，不用刻意閉氣。
3. 一般腹式呼吸比較重視呼氣，呼氣時候稍微用力將腹部內收，將氣呼出，之後腹部就會自然脹起和吸氣，吸氣就無需用力。
4. 當習慣了平臥練習，就可以坐起來練習，感覺腹部是否也可自如起伏。如果坐起來練習也習慣了，就可以站起來練習，甚至一邊走路、跑步亦可以練習，逐步形成習慣。
5. 一開始練習可能會覺得呼吸淺促，不夠深入，呼吸節奏較快，經過持續練習，就會逐步增長呼吸的深度和拉長呼吸節律，也感覺比較自然。

為什麼要平臥練習？因為當人放鬆的時候，自然可以做到腹式呼吸，每一個人睡著的時候，通常腹部都會自然起伏，嬰兒孩童會更加明顯，可是當人長大了，站立時容易緊張，腹部肌肉繃緊，就忘記了這種呼吸。所以比較放鬆的人，就容易做腹式呼吸，緊張的人則不容易做，另一方面，做腹式呼吸可以幫助人放鬆，也可以解決緊張的問題，因此腹式呼吸也是一種情志養生法，這部分在最後一章討論。

我過去在大學當老師，剛開始當老師容易有咽喉乾、沙啞的問題，後來學習了發聲的技巧，用丹田發聲，其實也就是需要配合腹式呼吸方法，當練習好了，就會比較「夠氣」，說話不容易口乾沙啞了。腹式呼吸有非常多好處，也可以幫助身體溫暖，試想想當呼吸較為深入之後，氧氣能夠進入全身，那也是一種「帶氧運動」呢！可以幫助身體燃燒能量，所以不少人做腹式呼吸之後，也解決了身體怕冷、手腳冰冷的問題。

腹式呼吸只是呼吸訓練之中的最基本技巧，例如印度修煉瑜伽之中，教導許多不同的呼吸方法，也有不同的目的效果。實際上練習腹式呼吸，只是回到人類的原廠設定而已，每一個人都懂得，只是要恢復本能，往往需要一段時間訓練，才能習慣成自然。

第五章

飲食養生——基本飲食篇

本章介紹基本的飲食養生理論，
怎樣提升脾胃消化吸收功能，以及各種食物種類的特點。

中醫層次：如何透過飲食照顧身體，多吃精細柔和的食物，讓腸胃恢復正常，避免生病，促進復原。

上醫層次：如何讓身體減少對食物的依賴，多吃天然粗糙的食物，鍛煉消化能力，吃得簡單更能自在自足。

飲食養生屬於「地」的養生，因為食物都是從大地而來，又可以進入人體，供養身體需要。一般中醫層次的飲食養生內容著重「食療」，就是如何透過食物輔助療癒疾病，例如食物寒熱虛實的屬性、食物配搭、烹調方法、禁忌等問題。也有不少飲食養生的內容屬於下醫層次，在食物之中添加中藥材，這樣已經算是「藥療」了！在《黃帝內經》有一段話說：

「大毒治病，十去其六；常毒治病，十去其七；小毒治病，十去其八；無毒治病，十去其九。穀肉果菜，食養盡之，無使過之，傷其正也。」

——《素問・五常政大論篇》

這段文字中提到幾種「毒」治病，毒的意思是指「偏性」，就是以藥物偏性去糾正身體的偏頗，從而治病，例如寒藥治療熱病、熱藥治寒病等。因此中藥治病，實際上都是「以毒攻毒」！當然這個毒並非毒蛇咬傷的「中毒」，而是指偏性，因此可以說「凡藥皆毒」，即是凡藥也有偏性。

這段話的意思，用偏性強大的藥去治病，十分病情減輕了六分就要停藥了；用一般藥性的藥去治病，十分減輕七分就要停止；偏性弱小的藥治病，十分去了八分就要停止；就算是毒性很輕的藥治病，十分去了九分也要停藥。那麼剩下的那一分怎麼辦？就是透過飲食，透過穀肉果菜等食物去補養，幫助身體恢復，自身正氣抗邪，從而避免藥物偏頗太過而傷害身體的正氣。

由此可以得出結論：藥物和食物是兩回事，藥物特性偏頗，食物特性平和。因此食療的概念本身就不是藥療，食療就是希望避開藥物的偏性，以平和的食物幫助身體恢復。有些人會說「藥食同源」，因此就可以在食物之中增加藥物去幫助提升療效，其實這是誤解了藥食同源的含義，「同源」本身是指藥物和食物都是來自天地，都具有一些特性，可是當人認清了它們的特性之後，就將之分開成為藥物和食物，最後就變成兩類東西，不可混為一談。

現代有「食物藥物化」和「藥物食物化」的常見現象。所謂「食物藥物化」，是指將食物的特性，以類似藥物那樣去區分寒熱虛實，實際上食物本身是比較平和的，無需再細分特性，可是由於某些食物長期食用也會影響身體，因此有人嘗試深究食物的屬性，例如說西瓜、甘蔗、綠豆、苦瓜等的食物寒性比較大，但其實這跟中藥上的大寒藥物，例如黃連、石膏、生地、大黃等，兩者雖然同為「大寒」，實際上兩類概念相差甚遠。食物藥物化的用意是好的，但是還是別將食物等同於藥物看待。

至於「藥物食物化」，則是一種以妄為常的社會現象！是指將藥物添加進去食物之中，例如香港人經常「煲湯水」，習慣加入人參、當歸、鱉甲、冬蟲草、靈芝、海參……顯然這些都是藥物，不應該被濫用，平常習慣吃藥，身體就會適應，到了身體真的虛弱時，就沒藥可用了。根據我的體驗，在大城市中治病，往往沒有農村之中效果好，城市人飲食過補是其中主因之一。此外，有一些比較平和之物，例如北耆、黨參、淮山、枸杞子、芡實、薏米、蓮子……，這些看似是平常的食物，其實傳統上也是藥物，只是現代人因為富裕了，希望可以擴展食物範圍，因此就把藥物變成食物了。

在中醫學的觀念看，沒有虛弱就不需要補益，凡事過猶不及，如果沒病經常習慣補益，就會造成依賴，反而結果身體變弱。這就是為什麼需要提倡上醫養生層次的飲食養生，當中醫養生層次的食療持續做下去，亦會出現問題。本章側重介紹上醫養生的飲食養生觀念，幫助大家從飲食上邁向終極健康。

經常吃粥未必健康

食療養生有一大範疇是「粥療養生」，就是吃粥可以養生，除了說吃白米粥比較健康，對腸胃好之外，也有不同煮粥方法，將米粥煮成米漿樣，或者在米粥之中加上各種的食材和藥物，幫助補養身體，加快吸收。

的確，吃粥是生病時養生的好方法，例如在中醫經典《傷寒論》之中，就提到生病感冒宜吃熱稀粥幫助藥力出汗。吃粥比較容易消化，吃下去感覺舒服，屬於中醫養生層次的飲食方式。

可是如果長期吃粥，這不會幫助腸胃變強，反而會令腸胃更弱！傳統中醫鼓勵飲食養生，宜多吃粗糧，例如吃米飯宜吃糙米飯，白米飯已經是精煉加工過的食物，將糙米的外殼和胚芽去掉，只剩下米內的白肉，白米除了吃下去沒那麼粗糙之外，也流失了不少養分。想想看，如果一個人說：不喜歡吃糙米飯，覺得糙米飯需要咀嚼口中辛苦，覺得難消化胃不舒服，這樣正代表他的腸胃比較弱！如果一個人說：不太喜歡吃白米飯，喜歡吃粥比較舒服，那就代表這個人的腸胃已經很虧了！

既然粗糧是不容易消化，為什麼傳統養生還是鼓勵人吃粗糧？正是因為粗糧難消化，對腸胃來說是一種鍛煉，如果人的腸胃經常受到一些鍛煉，消化力就提升，更容易從食物之中吸收到更多養分。

什麼是粗糧？簡單來說，就是盡量吃食物的天然狀態，少加工。例如吃一個蘋果，如果只是洗乾淨了，連皮吃，那樣就是粗糧；如果將蘋果削皮了，再切成粒，甚至榨成果汁，那就是不同的精細程度了。因此，其實各種食物，只要吃天然的狀態，少烹調，那也是粗糧，如果經過了各種加工烹調，變成了食品，那就是「細糧」，即是精緻、精製的糧食。粗糧和細糧，現代人習慣叫做另一個名字：食物和食品，就是指多吃天然食物，少吃加工食品。

吃細糧的問題，除了太容易消化造成依賴、缺少纖維等之外，也是因為養分太過集中，身體未能慢慢消化吸收，造成一下子養分太多的問題，身體會出現一種成癮的感覺。以吃白米為例，現代醫學認為白米升糖指數較高，因此糖尿病患者不宜吃白米，吃糙米則無此問題，糖尿病患者可吃糙米。以此升糖的觀念延伸理解，就是白米的碳水化合物、糖分，比較快速吸收進去身體內，因此吃白米飯、吃米粥就很快有飽足、精神的感覺，可是吃糙米則相對慢消化，那種有精神力氣的感覺會比較慢出現。如果是在生病的時候，吃粥就可以很快幫助身體恢復體力，可是如果平常沒病也習慣吃白飯米粥，那麼身體就會依賴了這種快速的幫助，不習慣慢慢來，從正常天然食物之中獲得力量。

這種問題，可以用學習知識的方法作為比喻。例如上課學習，最好是要回家看書、看課本才能全面理解吸收知識，可是現代的教育經常以考試為本，因此學生就會依賴筆記、考題等資料。當然看筆記可以很快掌握核心的內容，可是如果學生習慣了只看筆記而不看原書，那麼知識掌握就不夠全面，能夠考試過關，卻沒有真的掌握知識，到最後就不喜歡學習了。飲食也是一樣，依賴「精煉」的食物，習慣快速提升的感覺，逐漸無法從天然、正常的食物之中得到養分，不喜歡慢慢來，那就變成一種「飲食成癮症」，這在《根本飲食法》一書之中，就有提到對「米麵主食」等食物的成癮問題。

例如吃水果也是一樣，吃水果比喝果汁健康，一般營養學知識就是從升糖的作用理解，喝果汁升糖太快，導致體內血糖波動，直接吃水果則血糖比較穩定。其實吃粗糧本身就是大自然的智慧，例如一般水果也會有皮殼、有纖維、有果核，目的就是讓人「不方便吃」！就是希望動物可以慢慢咀嚼，吐出果核，不用太快吃完。為什麼糙米會有殼？就是希望你難消化、消化慢一點，這樣對身體更好。

上醫練習19　煮糙米飯

1. 煮糙米飯的技巧，有兩個部分。第一，煮飯之前先洗米，然後將糙米浸泡，最少浸泡半天大約六小時，那樣可以讓糙米變得柔軟。
2. 第二，煮飯用水較多，一般白米飯米和水的比例為1：1，而糙米的水比例大約是1.5：1到1.7：1，視乎不同米的種類，需要親身嘗試。
3. 而且在煮完飯之後，米熟了再蓋起蓋一段時間，口感更佳。有些人會用蒸飯、或者陶瓷飯煲來煮飯，亦有不同風味，可以試試看。

4. 亦可嘗試製作「胚芽米」，就是將糙米拿去發芽，可以將糙米泡水兩、三天，期間需要多次換水，夏季一天更換三、四次，冬季一天更換兩、三次，視乎米和水的多少，和米水的氣味狀況觀察換水的頻率。當見到米粒頂端開始露出白色胚芽，就代表已經準備發芽了，就可以換水然後煮飯。

改吃糙米飯，是基本的上醫飲食養生建議。有些人覺得糙米飯比較硬，咀嚼比較辛苦，其實不然，主要是烹調方法問題，懂得煮就會比較容易入口。先浸泡過的糙米，相對柔軟，其實不少人喜歡糙米多於白米，就是因為糙米有嚼勁，相比白米更可以慢慢享受其味道。除了糙米之外，例如紅米、黑米、糯米等，只要是全穀類整全地吃，同樣較為有益。

為什麼要吃胚芽米？因為米粒的精華養分就在胚芽，含有酵素和生命力，經過浸泡水之後就被啟動，其中養分開始萌芽，對身體有更多益處，與普通吃糙米有不同的養分效果。而且以胚芽米煮飯，口感更像一般白米，對於剛開始吃糙米飯的人來說，更容易接受。在一般有機商店之中，可以直接買到胚芽米，但我鼓勵每個人都可以嘗試自己製作胚芽米，因為製作胚芽米，你就可以看到米粒的生命力！因為並非所有糙米都可以用來發芽，有些糙米如果存放的時間比較久，就會「死」了，就算泡水也未必能發芽，透過胚芽米的製作測試，你可以同時看到自己所買到的糙米，是否具有生命力，當然能發芽的糙米就是比較新鮮有養分了。因此也可以同時明白，為什麼不宜吃白米，白米就是去掉了胚芽這個最重要的部分，如果拿白米長時間浸泡，是會發臭發霉的，食物失去了生命力，對身體的益處就少了。

吃肉導致身體軟弱

現在已經越來越多人了解到，吃肉並不如想像中的健康，有許多潛在的問題，中醫學怎麼看吃肉？是否支持人吃素？首先看《黃帝內經》的一段話：

「五穀為養，五果為助，五畜為益，五菜為充。」

——《素問．藏氣法時論》

這段話之中提到了人需要吃的四大類食物，包括穀類、水果、肉類、蔬菜等，這類似於現代營養學的觀念，指出人需要吃的食物類別，早在兩三千年已經明確提出了，可見中醫學的觀念十分超前。

在以上四類別的食物之中，包含了肉類，的確中醫學本身並不反對人吃肉。可是在四大類食物之中，不是並列各吃一份的意思，四類食物最重要是吃五穀，穀類可以養身，提供我們的營養需要。當然要提醒，這裡說的穀類是上一節所指的全穀類，如果只是吃白米飯，當然營養不足了。其次是吃水果、蔬菜，都可以作為輔助、充養身體。

特別到了「五畜為益」這一句，驟眼看好像是「吃肉很有益」，有益這個概念，就好像我們現在說吃補品如人參北芪、或者吃營養補充劑那樣，吃對的時候是可以有益，但是吃不對也可以有害，這類「有益」的東西並非必需品，因此吃肉可以補身的想法，本身是指偶爾吃一下可能有益處，不一定要天天吃。

另一方面，「益」和「溢」字在古代屬於異體字，兩者互通，溢是指水滿而流出來。換句話說，吃肉好像有「益」，但同時很容易會太過，導致各種問題，因此在《黃帝內經》之中，有多段文字提到吃肉所帶來的身體問題，相反吃植物性飲食就沒有多少相關記載。以下一起來看其中四段文字：

「夫王公大人，血食之君，身體柔脆，肌肉軟弱，血氣慓悍滑利……」

——《靈樞．根結》

這一段話提到，古代的王公大人，他們因為比較富裕，可以經常吃肉，因此被稱為「血食之君」，就是經常飲食血肉的意思。《黃帝內經》形容，這類人的體格，是「身體柔脆，肌肉軟弱」！這跟許多人的想法相反，一般人會覺得吃肉的人身體會比較強壯，吃素的人身體較弱，其實吃肉會讓人強壯是錯誤觀念，試想想看，我們身邊許多吃肉的朋友，不見得每一個人都強壯吧？強壯的人是因為他們有運動、健身，而這類人通常都喜歡吃肉，所以有這個誤解，其實吃素的人去運動健身同樣會強壯，但是相對而言，如果沒有刻意訓練，吃肉者會比吃素者身體虛弱！為什麼？

這就是因為肉類含有許多不良的成分、毒素，基本上肉類含有較多脂肪、膽固醇，會讓血脈堵塞，因此肌肉就會不通而導致虛弱，血管硬化亦會導致心腦血管疾病，容易積聚脂肪，變得軟弱。還有動物的肉中累積了不少環境毒素，尤其是現代的養殖方法餵飼有農藥的飼料，還有注射抗生素、激素等多種藥物，導致毒素積聚肉類之中，人在食物鏈的頂端，吃下去就全部吸收了。

句末還說「血氣慓悍滑利」，驟眼看上去「滑利」好像是指血氣很通暢，卻不要忘記是「剽悍」的前提，就是血氣運行太過猛烈了！是因為動物的脂肪、膽固醇等積聚在血管和內臟之中，導致血壓升高，心腦血管疾病風險增加，這類「三高」高血壓高血脂高血糖的問題，其實並非現代人的專利，古代已經有出現了，跟吃肉有直接關係。再看另一段文字：

「消癉仆擊，偏枯痿厥，氣滿發逆，肥貴人，則高粱之疾也！」

——《素問・通評虛實論》

這段文字之中，提到幾類病證，是飲食「高粱」所導致，所謂「高粱」並非指北方出產的高粱米，高粱是相通於「膏」和「糧」，是膏脂和細糧的簡稱，亦即是吃肉（肉類之中含有膏脂）和精製食物、加工食品的簡稱。因為在過去通常是富貴人才能吃這類食物，而且多吃這些食物的人容易肥胖，因此叫做「肥貴人」的疾病。

第一種病叫做「消癉」，這種疾病古代亦叫做「消渴」，許多人聽過，這跟我們現在說的糖尿病病情接近；「仆擊」就是指突然仆倒、被擊倒在地的病情，那就是中風、眩暈一類的疾病；「偏枯」是指身體一邊枯萎了的樣子，即是中風半身不遂的病情；「痿厥」是指身體軟弱無力，行動不便，突然昏倒，如中風、癱瘓等病情；「氣滿發逆」是指呼吸不暢，胸部覺滿，咳喘等病情，類似現代的慢性肺病、哮喘，甚至肺癌，或各種病情到了末期的身體狀態。

以上多種疾病，其實就像現代的文明病：中風、心臟病、糖尿病、癌症等的病情，是因為古代沒有西醫，用了另一種表述方式。這些病在古代已經出現，只是古代通常只是富貴人家才得病，現代因為物質生活富裕了，每天都能吃肉，因此現代許多人也變成了「肥貴人」。其實這類文明病，只要戒除肉類和精製食物，那就有機會逆轉病情。再看這一段：

「高梁之變，足生大丁。」

——《素問．生氣通天論》

所謂高梁之變，即是指吃肉和細糧所導致的病變，是會在足部長出大的疔瘡。一般人都會知道，多吃肉會讓人生痤瘡，例如許多年輕人臉上的痘痘，就跟吃肉太多有關。可是這裡不是說這種普通的瘡，一般認為這段是指足部出現了瘡瘍傷口，久久未能自癒，這種情況現代常見於糖尿病併發症，損傷周身血管神經，繼而出現糖尿足、糖尿眼、中風、心臟病、腎衰竭、性功能障礙，甚至各種器官壞死功能喪失，糖尿足甚至導致壞疽而需要截肢。我們再看最後一段：

「病熱少愈，食肉則復，多食則遺，此其禁也！」——《素問．熱論篇》

這段話的意思，是當身體發熱的疾病，病情初癒或減輕的時候，要禁忌吃肉，如果吃肉則病情復發，多吃肉更會出現後遺症，使病情加重！有些人認為這段話的解釋，是因為肉類熱氣，所以要避免食用導致發熱加重，但實際上不同肉類有不同寒熱屬性，而且發熱病也不一定是因為熱氣所導致，受寒亦可導致發熱，因此並非熱氣考慮。禁止吃肉的原因，是因為肉類是各類食物之中，較難消化的食物，一般而言，水果在腸胃中大概需要半小時至一小時消化，蔬菜四十五分鐘至二小時，穀類一個半至四小時，蛋白質一個半至四小時，脂肪類二至六小時，多種食物混合會更久，還要視乎自身腸胃的消化能力。肉類之中含有較多蛋白質和脂肪，消化時間較長，因此人體的氣血就會集中到胃腸之中作消化，對抗疾病的力量就自然減弱，因此導致病情復發。

需要注意，以上除了指疾病初癒時應當禁止吃肉之外，其實生病期間亦應當禁肉！在另一部中醫經典《傷寒論》之中就提到，外感病初起如感冒，應當禁止吃肉，目的就是為了減少消化力耗損，因此實際上凡是生病也應當戒肉。傳統的觀念，生病時宜吃素養生，只是現代人以妄為常，誤以為生病不吃肉怎麼會夠氣力？其實剛好適得其反，吃肉反而導致身體虛弱。又如有些婦女產後坐月子，每天吃肉補身，其實也是錯誤觀念，產後雖然身體虛弱，可是體內有寒氣瘀血，這時候補身反而會導致淤塞不通，雖然感覺精神了，可是病根還留著，導致產後身體虛弱反覆生病。因此坐月子的飲食調養，也是清淡簡單為宜，更重要是多休息靜養。

上醫練習 20 素食21天

1. 要體驗素食的好處，建議決心連續二十一天吃素，觀察自己身體變化。一般說三星期可以改變人的習慣，而且時間足以觀察得到身體變化，就算之後再吃肉也好，因為身體味覺和健康狀態也會改變，因此自然會減少吃肉，甚至自然繼續吃素。

2. 建議這三星期比較全面的吃素，不吃任何肉類、海鮮，也盡量不吃雞蛋與牛奶。

3. 美國責任醫師委員會 PCRM 提出，每一天食物之中，只要有「穀豆果菜」四類食物，就可以確保有足夠營養。多吃不同的全穀類、豆類，水果、新鮮蔬菜，還可以配以堅果作為健康零食。（可參考練習22「撈飯」的入門技巧）

4. 不用擔心不夠營養，實際上健康人只喝水而不吃東西（斷食）三星期，亦不會死亡，當然會身體消瘦，可是這就是一個減肥排毒的過程。況且現在並非叫你不吃東西，吃素還可以幫助你身體更健康。

吃素要吃得健康，需要經過學習。不少人剛開始吃素，只是戒掉肉類而只吃白米飯、青菜豆腐，這種方法未必健康。現在網絡資訊十分方便，而且也有許多素食書籍，不妨先了解基本知識之後再開始。

其實吃素也可以吃得多姿多彩！我吃素十多年，從來不會覺得吃素是一種犧牲，不覺得無法吃肉好像選擇少了。這其實是放棄了不健康的食物，為自己選擇更好的食物，況且這個世界的食物何其多？吃素反而幫助你開拓更多食物選擇，讓飲食生活更精彩。

我做為中醫師，本身並不反對人吃肉，可是吃肉過多的確是造成各種疾病的成因。那麼，人究竟吃多少肉為宜？不妨看看我們的傳統文化，過去中國人大部分以農耕生活為主，生活在鄉村的人可以說是基本吃素，老一輩都會說：「過去哪有這麼多肉可以吃？都是過年過節才可以吃得到！」一年才有十幾二十個節日吧，這樣計算的話，一個月大概吃肉一兩次，就算是合理的份量。如果天天都吃肉，那就必然過盛了。

從上醫養生法的觀念看，吃肉的問題主要也是太過依賴。就像上一章講白米是精製過的食物，肉類則是更精煉的食物！想想看，肉是怎麼來的？是來自動物身上的肉，而動物的肉是怎麼來的？動物就是食物鏈的上層，透過吃植物而來，例如牛肉的蛋白質從哪裡來？牛可以吃草、吃飼料，將植物的養分轉化為自己的肌肉。可是人本身也可以直接從植物去提取養分，如果習慣了從動物肉身上得到這些養分，那都是「二手」的，經過了動物幫你提取了，人體就反而不習慣從源頭吸取「一手」的養分了。

吃肉的主要問題有兩方面，一是肉類容易過補，二是肉類之中含有不少毒素。如果吃肉的目的是希望補身、得到營養，吃肉的確有補益的成分，可是卻得不償失，得到營養但同時得到各種毒素。既然從植物性食物之中已經可以取得更乾淨可靠的養分來源，為何不做更智慧的選擇？

雞蛋牛奶易傷脾胃

除了肉類之外，雞蛋和牛奶亦屬於動物性食物，同樣有不少健康問題，也有上述提到肉類的毒素，而且更主要的問題是，雞蛋牛奶屬於「不潔淨」的食物。

先說牛奶。未經加工的牛奶之中可以測量到大量除草劑、殺蟲劑、二惡英，非常多種抗生素、血液、膿液、糞便、細菌和病毒，為什麼牛奶之中會有膿血糞便？因為牛在工廠集中飼養過程，擠在一個地方生活，在同一個地方睡覺和大便，因此身體乳房就會沾染糞便，抽取牛奶的時候就會沾染到，而且母牛整年大部分時間都在產奶，就像人類一樣會得「乳腺炎」，乳房就會出血成膿。因此牛奶生產過程需要經過過濾和消毒，使用巴氏德消毒法，可是過濾無法完全過濾掉這些不潔淨的東西，而且消毒並不等於剔除，想想看，比如你將痤瘡的膿頭擠出來，拿去消毒之後你會不會想吃它？當然不會！雖然細菌病毒可能死了，可是仍是髒東西。實際上，各國的法例之中，允許牛奶之中含有少量的膿細胞，簡單來說大概一杯牛奶可以允許有「一滴膿」在內，諺語說：「一粒老鼠屎，壞了一鍋粥」，那麼你還會覺得牛奶是這麼純淨好喝嗎？

再說雞蛋。經常有雞蛋食物含有大量細菌的報導，例如常見的沙門氏菌食物中毒，為什麼會這樣？首先跟現代養殖方法有關，母雞在「籠屋」之中養殖，生活非常擁擠，有研究表示籠養雞蛋感染沙門氏菌風險比放養雞蛋高二十五倍。更主要的原因是母雞的生理結構，雞蛋本身是母雞的月經，排卵時雞蛋總會沾到血液體液，生病的母雞血液就可能有各種毒素，而且雞蛋從子宮陰道排出身體之前，會經過「泄殖腔」，雞蛋、尿液和糞便都是由泄殖腔此同一出口排出，跟人類的生理結構不一樣，母雞陰道口跟肛門是同一個位置！因此雞蛋就總是會沾染得到糞便尿液等髒東西。試想想看，如果一種食物沾染過糞便，洗乾淨之後你還會不會想吃？或許你會想，既然有蛋殼保護，只要不吃到蛋殼，只吃內部可以吧？實際上蛋殼上有非常多的小孔（大約六千到一萬個），細菌可能透過雞蛋上的小孔或裂紋進入蛋內，亦有可能在打開雞蛋那一刻進入蛋液。清洗雞蛋表面也沒用，反而弄濕雞蛋可能更有利細菌生長和進入蛋內。

因此簡單來說，其實難以有百分百安全的雞蛋。雞蛋本身的不潔淨，有其本身自然的智慧，就是希望其他動物不要吃它！這就好像有些水果的種子含有毒素，就是希望動物吃了之後會死掉，因此不要以此為食物，以利傳宗接代。

再從中醫的角度看，不吃雞蛋牛奶的主要原因，是因為在古代的時候蛋奶也是用做「藥物」使用！首先，古代不可能有這麼多雞蛋牛奶給人吃。古代沒有電力，牛奶如果沒有冷藏設備，就難以存放，除非你家中養牛，才可以偶爾喝一下。古代的雞也沒有生那麼多雞蛋，如果在自然飼養的雞一般一年才生十五顆雞蛋左右，而一百年前開始工業養殖之後，提升到一年可以生一百顆雞蛋！到了現代的養殖技術，一隻雞甚至可以到一年產三百至五百顆雞蛋！那就可以想像得到，古人不可能經常吃得到雞蛋了。

從藥性而言，過去雞蛋牛奶都是入藥使用。如在漢代醫聖張仲景所著，中醫經典《傷寒論》中，使用雞蛋做為藥物，而且是在危重病情才使用。雞蛋為母雞的卵子，能滋陰潤燥、養血安胎。唐代大醫孫思邈在《千金要方》一書中說：「只如雞卵一物，以其混沌未開，必有大段要急之處，不得已隱忍而用之，能不用者，斯為大哲」，這段話的意思就是，像雞蛋那樣的東西，也是要到了病情非常急重的時候才能使用，如果能夠不用的醫者更高水平，可見對於雞蛋的慎重使用，且見其藥性之強。至於牛奶，清代大醫吳鞠通在經典《溫病條辨》說：「胃液乾燥，外感已淨者，牛乳飲主之。」牛奶能「養胃陰」，用於治療溫熱病後期。

就這樣聽，好像雞蛋和牛奶都可以養陰，好像挺不錯的，應該多吃？但是中醫的觀念還是過猶不及，沒有陰虛的人不宜補陰，如果健康人天天喝奶吃蛋會怎樣？那就會補陰太過，首先耗傷脾胃陽氣，導致脾虛胃中寒濕。脾胃虛弱首先影響消化吸收，氣血就會虛弱，亦會產生水濕痰飲，繼而百病叢生！比如常見的敏感症，如鼻敏感、哮喘、濕疹等，只要戒除蛋奶，就容易自然康復。

上醫練習21 戒吃蛋奶

1. 戒掉蛋奶，就算是否吃素也好，雞蛋牛奶帶來的問題更明顯，蛋奶不是必需品，沒有理由需要天天吃。

2. 一開始可以先戒掉直接吃雞蛋和喝牛奶，也避免起司、乳酪等乳製品，而含有蛋奶的製品還可以少量吃。

3. 如果身體患有某些病症者，完全戒掉蛋奶及其製品最少二十一天，效果更佳，例如麵包、蛋糕、餅乾，還有一些零食、甜點、麵條含蛋奶，具體需要了解每一種食物的成分，參考食物包裝標籤，或在餐廳點菜時說明要「去蛋奶」。

4. 喜歡喝奶的朋友，可以找各種植物奶取代，如豆奶、燕麥奶、杏仁奶、椰子奶、米奶等，以及各種穀類的沖粉，有許多口味可供選擇。

我吃素至今已經超過十六年，一開始也只是不吃肉，過了六、七年之後，就開始決定要改為純素食（Vegan），就是連雞蛋、牛奶等各種動物成分也不吃。一開始很不習慣，因為發現含有蛋奶的食物真是「鋪天蓋地」！要完全避開真的很不容易，每一種食物都要看標籤，也經常到餐廳點了食物才發現原來含蛋奶。過去我是喜歡吃蛋奶的人，會主動買牛奶來喝，買奶片來咀嚼，喜歡吃蛋糕。可是完全戒掉了蛋奶大概一兩年之後，發覺自己對蛋奶的心癮和味覺不同了，比如不小心點了炒飯裡面含有雞蛋，過去我就會算了，就吃下去，可是現在是真的不想吃，覺得雞蛋牛奶有種腥味，寧願丟掉也不吃，因此才發現，原來過去我是對蛋奶上癮了！雞蛋牛奶之中有成分令人上癮，所以我們的「喜歡」其實就像毒癮一樣，需要努力克服戒除。

我認為，不吃蛋奶的基本原因，是因為雞蛋牛奶本身就不是給人類的食物。牛奶是給小牛喝的，所有動物的奶，都是給自己的嬰孩喝的，不會喝另一個物種的奶，人從小時候喝人奶，斷奶之後就不應該喝奶。奶水本身就是一種「精製食物」，因為嬰兒的時候腸胃比較弱，就需要喝液態的食物，逐漸長大之後就要改吃半固體的食物，最後轉為固體的正常食物，不要依賴喝奶，如果長大了還依賴喝奶，腸胃就會變弱了。雞蛋亦然，雞蛋是母雞的卵子，本身也是一種「精華」，卵子的目的就是為了跟精子結合而形成小雞，或者一般人覺得雞蛋沒有受精就可以吃，不會浪費，那麼想想看，人類女性每個月排卵，這個卵子如果沒有受精，你會不會想吃？其他動物的卵子你會不會想吃？一般人都沒有這個意欲。而且不少研究指出，沒有受精的雞蛋，也有可能生出小雞！這叫做單性生殖或孤雌生殖（Parthenogenesis），雖然機會非常低，但是你怎麼確定這隻蛋不會變成小雞？這樣來看，很多人會扭轉認為雞蛋是素食的想法。

現在素食潮流興起，戒掉蛋奶已經沒那麼困難了，我認識許多年輕人吃素，一開始就直接不吃蛋奶了，是因為這方面的資訊多了，而且蛋奶的替代食物也多了，這個時代要改變飲食方式，已經十分幸福了！

為什麼素食能治百病？

為什麼生病宜吃素？吃素能加快各種疾病的療癒？未必是素食有多厲害，而是肉蛋奶動物性食品中含有許多毒素，只要不吃這些食物，身體就避免了各種傷害，可以重新恢復本有的自癒能力。所以吃素能治百病，其實是只要吃正常的食物，不再傷害自己，身體就可以自己康復！

「素食」的含義，最初並非是指嚴格的不吃肉，而是指「樸素的飲食」。在《說文解字》中說：「素，白緻繒也」，「素」本指沒有經過染色的白色絲綢，素食的傳統意義，即是簡單、樸素、潔淨，最根本的飲食方式。避免吃「不潔淨」的食物，尤其是含有血的食物，動物的血液之中含有各種不良成分，而動物的肉之中都含有血，想想看，如果有朋友手指流血，你是否想幫它喝下去？就算煮熟了的血也還是髒的。

吃素能治百病，還有一個更深層的原因，跟吃肉者的情緒性格有關！在我另一部著作《根本飲食法》之中強調，《黃帝內經》之中指出「思傷脾」的理論，一個人如果有思慮，那就會傷脾，無論吃多少東西，吸收都不好，導致身體虛弱。吃肉多的人會影響自己的性格情緒！且看《黃帝內經》的論述：

「夫熱中消中者皆富貴人也，今禁高粱，是不合其心！」

——《素問．腹中論》

這段話提到，「熱中消中」這類似現代糖尿病的病情，皆是因為富貴人的飲食方式所導致，就是習慣吃肉類和精製食品（高粱），可是面對這些患者，如果你要他康復，就要他戒口吧！戒掉高粱，可是這卻「不合其心」，患者就會不高興，不願意改變！再看下一段：

「且夫王公大人，血食之君，驕恣從欲輕人，而無能禁之，禁之則逆其志，順之則加其病，便之奈何？治之何先？」

——《靈樞．師傳》

這段也是提到，古代的王公大人，都是比較富貴的人，他們經常飲食血肉，他們的性格就是傲慢、任性、縱慾、輕視別人，而且沒有人能夠禁制他們！這段話的前文也是討論「中熱消癉」這類類似糖尿病的病情，其實這類病情根本可以逆轉，只要改變飲食方式就可以了，但是如果你要禁止他們吃肉和細糧，他們就會不高興生氣（禁之則逆其志），如果順從他們的想法繼續這樣飲食生活，他們的病情就會日益加重（順之則加其病），因此這樣的問題難以處理！

為什麼吃肉的人會容易有這樣的情緒性格？這可稱為「屍毒」的問題，也就是動物屍體的毒素，這種毒素除了是肉本身的物質層面問題之外，更加包含了動物的情緒，例如動物死亡的時候，會恐懼、憤怒、悲傷，出現極端的情緒，這些情緒能量還會記憶在動物身上，只要你多吃肉，也會影響你的情緒性格。而且動物的情緒也會影響物質，例如動物死亡之前的極端情緒，會影響體內的荷爾蒙分泌，吃肉就會直接影響人體情緒。

有人說吃牛肉會導致人有「牛脾氣」，其實牛本身是溫順的動物，本身沒什麼脾氣，可是牛一輩子被困著虐待飼養，加上死亡的痛苦，這樣就算牛那樣溫順的動物也會有脾氣吧！的確人吃肉之後，就會造成這種苦果。過去如果在家中庭院飼養動物，未必有這種問題，可是現在的肉類大多來自工廠式養殖，這就帶來前所未有的動物痛苦，最終還是反撲在人類身上。

吃素除了對身體有益處，對性格情緒也有幫助！素食可以避免這些肉類的影響，幫助人減少情緒，最終心境平和，脾胃的消化吸收自然好，減少情緒干擾，身體氣血流通，自然百病自消，身體強壯。

我自己亦深有同感，我吃素之前是「憤青」一名，內心悲觀多負面思想，經常批評別人，可是吃素一段時間之後，這些情緒就比較容易放下，變得比較樂觀積極，雖然有時候也會批評，可是比較容易轉念，以同理心站在別人的世界去理解他們。這也是吃素能夠培養慈悲心的原因。

上醫練習22 撈飯

1. 每次煮飯用二～三種穀類和豆類，盡量吃全穀類，如糙米飯、紅米、藜麥等；豆類入門可用米豆（又稱黑眼豆、眉豆）、綠豆，可以跟米一起直接放水煮，其他豆類則要分開煮。比如兩種穀類＋一種豆類，或者一種穀類＋兩種豆類亦可。

2. 可以到有機食品店，選購一批穀類豆類回家，煮飯時挑選幾種，每次可以有不同口味。

3. 穀類和豆類煮飯前需要浸泡最少半天約六小時，豆類浸泡的水需倒掉（不倒掉容易導致胃腹脹氣），泡米的水亦視乎有沒有氣味而換水。

4. 可加上其他粗糧切粒，放到飯鍋蒸熟後加入米飯之中拌勻，例如番薯、芋頭、南瓜、馬鈴薯等。

5. 米煮熟之後，加上優質的油，趁熱時拌勻，例如冷壓橄欖油、椰子油、芝麻油等，即可食用！

6. 可按自己口味，添加其他香料調味，例如薑黃粉、咖哩粉、紫菜、芝麻、素鬆、啤酒酵母、小麥胚芽等，增添口味。

「撈飯」是廣東和香港地區的叫法，「撈」即是攪拌，這種煮飯方法也可叫做煮豆飯、拌飯、有味飯。

素食營養學的觀念，每天只要有「穀豆果菜」四類食物，就可以有足夠營養。有些人擔心不吃肉會不會不夠蛋白質？其實只要有吃到二～三種不同的穀類和豆類，已經可以有足夠蛋白質。上述煮飯的方式，已經有穀類豆類了，只要準備一份蔬菜，平常吃點水果，那就已經足夠每天的需要！有沒有很簡單？不用煩惱每天準備多少個菜式。

而且就算是都市人生活比較繁忙，不能每天煮飯也好，因為穀類豆類可以冷藏比較久不容易變壞，有吃素朋友的懶人做法，就是一次煮多天飯量，放進冰箱中，到要吃的時候翻熱，加上其他配菜就可以了。

以上是素食入門的方法，這樣「撈飯」，簡單方便，節省時間，而且十分好吃！可以有不同口味，不同顏色和香氣，讓每天的生活增添色彩。

有些人認為只要吃肉蛋奶才可以有完全蛋白質（Complete protein），說有九種胺基酸人體無法自製，吃肉就可以一次過獲得全部蛋白質，素食食物都是不完全蛋白（Incomplete protein）。其實這是誤解了營養學的觀點，首先植物性的食物如黃豆及豆製品如豆腐豆奶，還有藜麥、蕎麥、枝豆等也有完全蛋白，並非只是肉類的專利。而更主要的問題，攝取完全蛋白是否那麼重要？對於「吃肉才能吸收完全蛋白質」的想法，我曾經聽過營養師朋友提到一個誇張的比喻，什麼食物最符合人類的蛋白質需要？那應該是「吃人肉」、「吃猩猩肉」！那就最能夠直接對應人體的需要，可是這樣是不合法、不道德的！聽到這個答案，大家就會明白當中的謬誤，完全蛋白其實並非「必需品」，例如牛為了得到蛋白質也不會去吃牛，因為就算不完全又怎樣？牛也可以吃草去獲得蛋白質。人類也一樣，就算一般素食食物的蛋白質不完全，只要每頓飯吃二～三種穀類和豆類，就已經可以互補蛋白質的需要。

完全和不完全的蛋白質，這正好就是上醫養生所提倡的精神，少吃完全蛋白質的食物，因為那就好像是精製食物那樣，太精煉了！是二手的養分，會造成依賴。更健康的飲食方式，應該多吃粗糧，從不同的第一手植物原材料之中吸取養分，訓練自己的吸收能力。大自然有智慧，這樣「不完全」的安排，就是希望人可以多吃點不同食物，這樣進食讓人攝取蛋白質以外的更多元化養分，而不只是單一營養；有更多不同的食物選擇口味，生命會更加豐富。

怎樣吃素可以獲得充足營養，除了注意上述四類食物的飲食養分之外，還需要看身體內在的消化吸收能力！這方面可參考《根本飲食法》之中的介紹，了解「怎麼吃比吃什麼更重要」的智慧。

生吃蔬果為什麼不寒涼？

素食要健康，除了要吃穀類、豆類之外，也要多吃蔬菜水果，可是有些人會覺得，蔬菜水果偏於寒涼，尤其是生吃更加寒涼，不宜多吃，這究竟是怎麼一回事？

這需要清晰地指出，認為蔬菜水果寒涼，是一種偏見！問一下自己，有哪些水果是溫熱性的？例如荔枝、龍眼、榴蓮、芒果……這些大家都知道，那麼生吃荔枝龍眼會變得寒涼嗎？當然不會，它還是溫熱的。蔬菜水果，有不同的寒熱屬性，而且大部分蔬菜水果也是平性的，說蔬菜水果都偏於寒涼，這並不符合中醫理論，也沒有統計學基礎，是一種主觀臆測。

生食食物並非比較寒涼，相反並非煮過加熱了的食物，就會沒那麼寒涼。以中藥做例子，中藥材之中有許多寒涼藥，如果煮過了寒涼藥就不寒涼了，那麼中醫就沒藥可用了！實際上只是一般水煮食物，是不會改變食物的寒熱屬性。

進一步說，例如將乾薑拿去磨成粉、肉桂磨成粉，這也是生的，顯然生吃薑粉肉桂粉不會寒涼，可以證明生吃跟寒涼是兩回事。

這裡更重要的問題是，生吃食物真的會比較寒涼嗎？這裡需要理解中醫上「生冷」的概念為何。首先說「冷」，冷本身是指冰冷，是指溫度低而言。當然冰冷的食物，本身的確是寒涼性，熱燙的食物是溫熱性，一般的觀點會覺得，冰冷的食物容易傷害人體的陽氣，因此多吃冰冷的食物就會導致身體寒涼。這部分的看法，我並不完全贊同，如同本書提倡的上醫養生觀點，並非洗冷水澡就會導致人身體寒冷一樣，相反洗冷水澡可能讓人身體變得更不怕冷；冰冷的食物可以傷害人體，也可以鍛煉人體的腸胃！當然腸胃虛弱之人吃冰冷東西是會容易傷身，可是腸胃不弱之人未必會受到冰冷食物所影響，這都是看吃多少、多冰冷的程度問題，凡事過猶不及。

有些人總是覺得，腸胃是比較嬌嫩的，不可以耐受冰冷的食物，這恐怕是太悲觀了！許多年輕人都喜歡吃冰，而且世界上許多地方的人也常吃冰冷飲食，例如到日本餐廳總是會給你一杯冰水，西方人都喜歡喝涼飲料、吃冷沙拉，東南亞地區都不一定「趁熱吃」食物，為什麼只有中國人才會因為涼飲食所傷？況且，生食的食物不一定冰冷，比如喝室溫水、吃室溫的水果，那屬於平性。就算冰箱拿出來的水果，只要仔細咀嚼，也可以變成溫暖才吞下，不一定寒冷。

再說「生」，生的概念是相對熟，先探討什麼是熟。熟是指食物的最佳進食狀態。不同食物的「熟」是不一樣的，並非都是要煮過多少溫度來確定，例如吃牛排有幾分熟程度，主要看口感和外觀質感決定，例如米飯怎麼叫熟，那也是要看米是否軟透沒有硬米心。例如蔬菜水果，如果它在種植的時候，在樹上地上成熟了，可供人食用，那就已經是「熟」了，並非「生」的！當然水果也有不同的成熟程度，例如香蕉可以是比較生的的時候採集下來，青綠色的是比較生的，到了黃色就有一點熟，到了有梅花點就開始成熟可吃了，甚至可以整條香蕉皮都變成黑了而肉還未爛，那樣就最為成熟。

要避免吃生食物的想法，主要是某些食物必須要熟食，就不應該生吃。例如吃肉、吃穀類，本身就不應該生吃，肉類生吃會有細菌病毒寄生蟲，吃了容易生病，穀類生吃當然難消化傷脾胃了。可是蔬菜水果如果是成熟了，就算沒有經過加熱煮熟，那已經可以食用了，並不傷腸胃，也不會因此而變得寒涼。如果吃比較「生」的水果，那樣就相對難消化了，但難消化跟寒涼是兩回事。

有些人會覺得，蔬菜如果沒有經過煮熟，會有危險，容易有寄生蟲問題。這其實是憑空想像，因為菜蟲跟肉類的蟲是兩類不同的蟲，菜蟲不會寄生在人體內，而動物的寄生蟲難以在蔬菜上存活。通常主要是擔心，蔬菜上是否有寄生蟲的蟲卵？可是這樣的機會甚少出現，除非你家中將肉類和蔬菜放在一起。或問，是否是種植蔬菜的時候因為肥料有糞便而沾染了寄生蟲卵？實際上不太可能，如果是有機種植使用肥料，堆肥的過程發酵產生高溫已經可以殺滅糞尿中的病菌和蟲卵，如果不是有機種植則會使用農藥，就更加沒有糞便蟲卵等問題。因此蔬菜水果，只要經過一般清潔，已經是可以安全食用。

「生」有兩種概念，一是指沒有煮過，二是指還未成熟，一般人理解生冷食物主要為前者，這主要是對應肉類和穀類等必須煮熟的食物而言的，而對於蔬菜水果，則應該以後者作為標準。如果水果本身自然成熟了，然後再煮，那就會太熟了！破壞其中的養分。

在素食基礎上不煮熟食物的飲食方式叫做「食生」，或「生機飲食」，並非一定不可以吃暖熱食物，而是強調食物溫度不可高於四十一度，那樣食物更具有生命力。

多吃生的蔬菜水果有許多益處，煮熟了就會失去不少天然養分如酵素、維生素，從中醫來看就是流失了食物之氣，想想看，如果一顆蔬菜沒有經過煮熟，本身可以存放許多天，煮熟了就很快會變壞了，那就是生命力流失的呈現。經常吃煮熟的食物，就是吃「死了」的食物，對身體無益，吃沒有煮熟的蔬果會令身體更有生命力。

上醫練習23 綠果菜露

1. 食生的入門方式，可製作「綠果菜露」Green Smoothies。方法是以一份綠葉菜＋二～三份水果，用攪拌機打碎即可飲用，可當成早餐，甚至取代午餐或晚餐也可。入門者一般宜用水果比例較多，較易入口。

2. 蔬菜用深綠色的葉菜，各種葉菜也可，例如菠菜、莧菜、番薯苗、油麥菜等，主要用葉部分，不用莖部（葉柄）。

3. 各種水果也可，視乎自己口味選擇。通常一開始建議選用香蕉（成熟的較好、有梅花點或黑皮），亦可用椰青、火龍果、蘋果、橙子、芒果等等。

4. 如果用水分較少的水果（如香蕉），攪拌前適宜加水，視乎自己口味喜歡濃稠或清稀，選擇加水多少。

5. 宜用高速的攪拌機，攪拌時間較短不產生熱力，減少破壞養分。

6. 還可以少量加上一、二種材料調味或增加口感營養，例如檸檬葉、羅勒葉、薄荷葉、青檸、螺旋藻、生薑、薑黃、咖哩粉、肉桂粉、椰子花蜜、味噌、亞麻籽、核桃、南瓜子、芝麻、松子、腰果等等。

綠果菜露是食生的入門方式，想要獲得更多生食蔬果的好處，但是不少人太少吃生的食物，腸胃缺乏這方面鍛煉，因此一下子未必適應。將蔬菜水果攪拌成汁，就可以減少腸胃的負擔，相對容易消化，而又可以得到生吃的好處。綠果菜露之中含有許多養分，而且深綠色葉菜含有較多非血紅素鐵質，配搭水果含有維生素C，就可以增加鐵質吸收率高達六倍或以上！（參考《我醫我素》，盧麗愛醫生著，二〇一三年，萬里機構出版），是一個不錯的補血飲食方式。

更多的具體製作方法配搭建議，可以上網搜尋「綠果菜露」或Green Smoothies，可見到許多參考資料和製作示範影片。華人地區以香港的周兆祥博士最為身體力行，過去他已經是香港推廣素食的先鋒，後來更成為「食生者」，飲食上不吃煮熟食物多年，帶領團隊累積豐富經驗，曾經出版多部食生著作和網上影片可參考。

經常吃熟食導致腸胃虛弱

吃煮熟的食物讓人舒服，除了有溫暖的感覺外，也覺得容易消化，吃沒有煮熟的蔬菜水果，有些人會不舒服，感覺腸胃難消化，或者感覺身體有寒冷感覺。吃熟食熱食可算是中醫層次養生的方法，因為感覺比較舒服，可是長期這樣飲食，會導致身體虛弱！為什麼？

首先想想看，動物之中只有人類是吃熟食熱食的，自然的動物都是食生的！為什麼人類不可？是人類身體比較軟弱嗎？當然不是，在上古之時自然生活的人類，也會生吃食物，並非只是動物才可食生。自從人類懂得用火煮食之後開啟了人類的文明，同時也依賴了煮熟食物，反而回不去原來食生的本能，同時導致人類出現許多病症。

這裡首先要了解中醫的脾胃理論。胃的作用是消化食物，傳統將「消化食物」稱為「腐熟水穀」，亦即是胃本身有腐爛、煮熟水和食物的能力，就算是吃生的食物進去，也可以被胃煮熟。胃本身像一個鍋一樣，裝著食物，只是鍋子裝著食物，食物是不會煮熟的，還需要什麼？需要火！那可稱為胃火、胃陽，透過這胃部的陽熱之氣去煮熟食物，轉化稱為身體的氣血，繼而首先收藏在脾臟之中。

那麼問大家一個問題：如果人經常吃已經煮熟的食物，你的胃會怎樣？簡單而言，胃的火就可以開「小一點」了，胃火減弱，久而久之胃腸的消化能力自然減弱了！這就是人為什麼要吃粗糧的原因！好像傳統用木柴的爐灶，放進去粗大的樹枝才可以有猛火一樣，人體多吃粗糧，就可以讓胃腸有適當的鍛煉，鍛煉胃火的能力。吃生的食物也是一樣，本身腸胃是能夠消化生的、沒有煮熟的食物，可是如果經常吃煮熟了的食物，胃腸變弱就反而不能消化生的食物了。就好像一個人太久沒運動，一下子要運動就沒力氣一樣。

因此，熟食、熱食，也是對腸胃消化的一種依賴。

當然有些人會覺得，如果食物沒有經過煮熟，會有細菌病毒和寄生蟲的風險？高風險的食物，尤其是肉類，的確需要煮熟。可是植物性的食品，蔬菜水果等，只要經過一般清洗，就已經安全了，如果擔心的話就盡量買有機蔬菜，那樣會更加安全。可是，這裡想探討更真實的原因，想想看，大自然的動物也都沒有吃煮熟的，而且吃的食物一般都沒有洗過！例如你給野生的動物吃東西，通常是丟在地上給牠吃，動物都是連著地上的塵土來吃，也不見得經常會出現食物中毒，這是什麼原因？當然我們都知道，這是動物的腸胃比較耐受，因為他們習慣這樣的飲食。的確，根本的原因就是我們「不習慣」而已！我們的飲食太乾淨，反而讓腸胃變得嬌嫩，因此只要有一點不潔淨、有細菌病毒，就弱不禁風。

多吃生的蔬菜水果，可以幫助腸胃內的細菌恢復平衡。健康的腸胃之中有非常大量的「益生菌」，可是經常吃煮熟的食物和抗生素，就會使益菌減少，腸胃變弱，反而失去了益菌幫助對抗病菌，免疫能力因此下降，導致各樣疾病。

上醫練習24
生機味噌湯

1. 天然製作的味噌（面豉）之中含有益生菌，正確食用味噌湯，能夠幫助腸胃內的細菌平衡。選擇優質的有機味噌，沒有經過巴氏消毒法處理或高溫處理。
2. 使用涼水或溫水（不超過四十一度溫度），將味噌放進去拌勻。
3. 可以加入喜歡的蔬菜，常見做法可加入海帶芽、豆腐。拌勻即可食用！

以上是食生版的味噌湯，就算是一般經過煮的味噌湯，製作方法也是先煮好湯中的蔬菜，然後味噌分開用涼水拌勻，煮好湯關火冷卻之後再加入味噌。重點是不要將味噌加熱煮滾，避免破壞味噌之中的益生菌酵素，而且煮過的味噌會變得苦澀不好喝。這樣看來是否直接製作食生版味噌湯更快捷方便又補身？

特別要注意，在市面售賣的味噌不少有經過高溫處理，酵素失去活性，需要謹慎選購。除了味噌之外，天然釀造的醬油、腐乳、泡菜、納豆也有益生菌，實際上多吃生的蔬菜水果亦有助益菌生長。

當一個人經常吃熟食、胃腸變得虛弱之後，整個氣血的化生減少，就可能導致百病叢生！常見的就是容易身體怕冷，因此人就變得更加依賴，每逢吃飯都總是喜歡吃「熱食」，形成惡性循環。「趁熱食」似乎特別是華人的飲食文化，總是希望食物來到餐桌上要趁熱吃，可是許多國家地區都沒有這種文化，就算是放涼了的食物也沒關係，不一定要熱吃。相反的，習慣冷吃的人，胃火就需要提升，因此消化力變強，氣血較佳，就反而不那麼怕冷！這也是大自然的動物，為什麼沒有穿衣服，冬季卻不容易怕冷的原因之一。

上醫練習25　自製發芽菜

1. 想要得到更多酵素、生命力，吃自製發芽菜是一種好選擇！平常吃的芽菜，通常是綠豆芽、黃豆芽、黑豆芽，而且都是長長一條白色的，這裡說的發芽菜也是類似，但是建議芽菜只要出了一至三公分就可以拿來吃了。
2. 製作方法，初次嘗試建議用綠豆，先作清洗，放入瓶子中用清水浸泡半天。

3. 然後倒出水分，讓豆子放著等待發芽。倒出水分技巧，通常建議用一塊紗布或棉布，蓋著瓶口，用橡皮圈固定，方便將水倒出而不會漏掉豆子。將瓶子放在陰涼處，定期換水，如前述步驟加水進去瓶子再倒出。一般夏季換水一天三、四次，冬季換水一天二、三次。

4. 等待三到五天左右逐漸生長，天熱時會快一點，天冷時慢一點，看到豆子發芽，就可以直接食用了！吃不完的可以放在冰箱保存。

練習19之中介紹的胚芽米，就是發芽的方法，不少食物種子也可以發芽食用，可以得到另一種味道和營養。綠豆是比較容易成功的芽菜，除此以外，常用製作芽菜的有苜蓿子、蘿蔔、小麥、蕎麥、黃豆、紅豆、花生等，各種只要能吃的種子也可以發芽試試看！當然能否發芽，要看種子是否新鮮，還有天氣等因素，需要慢慢嘗試。一般豆類和種子類質地乾硬，不容易生吃，但是經過浸泡發芽之後，它就重生了！可以直接食用，增加養分吸取來源。

生吃蔬果反而不容易怕冷

生吃蔬果並不寒涼，在以上兩節中已經詳細介紹了，本節希望進一步探討這問題，為什麼有些人會覺得生吃蔬菜水果會寒涼？以下解釋三個層次的原因。

第一，以平為寒。長期吃熱食、熟食之人，身體腸胃虛弱，因此需要更多依賴，當他們吃普通平性的蔬菜水果，以室溫食用就覺得這樣「不夠熱」，那麼反過來覺得這樣飲食是「寒涼的」！這種想法我稱之為「以平為寒」，就是將平和的食物誤認為是寒冷的。比如曾經聽說過，有人認為「水」是寒涼的！這顯然是錯誤的觀點，傳統中醫觀點認為不同地方的水可有不同寒熱屬性，可是一般的自來水應當是平性的。有些人甚至說吃白米粥也是寒涼的，因此必須要加薑進去煮，這也是以平為寒的特徵，誤解了寒熱的觀念。

從我在臨床上觀察，當一個人從雜食吃肉、吃熟食，開始改吃素食、食生，的確有些人會覺得身體怕冷、手腳冷，這時候就會想像，是不是因為素食的食物和生吃比較寒涼？我在門診上接觸許多素食者、食生者，他們對食物選擇通常都會比較留意謹慎，不會刻意經常吃寒涼的食物，因此是飲食導致寒涼的機會較少。為什麼會出現怕冷？以下解釋另外兩個深層原因。

第二，排毒反應。當一個人開始吃素、多吃生食，體內腸胃和臟腑的氣血逐步恢復，身體就會想將體內的毒素排走。體內如果本身有寒氣，就會排出體外，身體反而感覺寒冷！這方面的情況其實十分普遍，比如你覺得自己身體內有沒有寒氣？從中醫上看，只要面色偏暗，就是體內有寒的特徵，除了整體色暗沒有光澤，也包括嘴唇色暗、眼眶色暗等。許多人體內有寒，可是自己卻不知道，因為當寒氣進入人的臟腑，寒氣輕的時候是沒有感覺的。你會不會感覺到自己的肝？肺？腎？小腸？我們都沒感覺，寒氣進入內臟，剛開始沒感覺，只是逐步影響其功能，到了寒氣嚴重時候就會出現病痛不適。當吃素食生之後，體內寒氣希望排走，排出體外，重新走到人的皮膚肌肉時，就反而感覺到寒冷。

我在香港認識一群「食生者」，他們生活中幾乎沒有吃煮熟的食物，有些人表示前幾年食生時，身體會感覺寒涼，但是過了一段時間後，身體反而變得「冬暖夏涼」，冬天不怕冷了！這就是體內寒氣逐步排走的原因。實際上，許多人生吃蔬菜水果、吃素後出現腹瀉、大便不成形，原因未必是食物寒涼，而是因為寒氣亦可透過大便排走，這就好像不少患者吃補益脾胃的中藥後，亦會出現腹瀉的情況一樣，其實也是補身之後身體自然希望排走體內毒素。

第三，戒毒反應。當一個人改吃素，就少了吃肉，肉類一般偏於熱氣。雖然肉類的性質並不都一定是溫熱性，中醫上肉類有寒性、熱性和平性之分，可是因為吃肉一般都不會生吃，而且水煮肉並不好吃，經過火烹調比較好吃，包括炒、煎、炸、焗、燒烤等等，那樣的確會改變食物的寒熱屬性變得「熱氣」；烹調肉類也會加入香料如胡椒、花椒、黑椒、薑蔥蒜等，這些也屬於溫熱性；再加上油去醃製，而且不少肉類含有脂肪較多，導致吃肉的確比較熱氣。改吃素之後，人體就少了肉類的溫熱依賴，因此只吃平性的水果蔬菜，就會覺得不夠熱，如果體內本身有寒氣，那就會重新呈現出來，覺得身體寒冷！這時候是否應該繼續吃肉？吃熟食熱食？當然不是了！就好像一個人在戒除毒品的過程，身體可能會出現怕冷震顫、疲倦乏力，那是否要繼續吸毒？當然不是！這是身體轉變的必經階段，需要慢慢適應。

所以可以說，肉食、熟食，都是一種上癮。而且這種上癮根深蒂固，大部分人都習慣了而不自知。

這也是《根本飲食法》之中所提到的「飲食成癮症」的概念，所謂成癮症，並非說人一定不可以吃肉、吃熟食，而是指我們無法脫離這種東西而生活，那就是成癮了、執著了。

那麼剛開始吃素、食生的過程，如果感覺身體怕冷怎麼辦？首先可以繼續努力，知道這是正常的排毒反應，然後找各種方法幫自己舒緩，例如選擇溫熱性的素食食物，而更重要的是從生活上幫自己溫暖起來。試想，如果冬季早上起床，身體感覺冷，這時候一般人會怎樣做？可能會穿衣服、喝熱水熱湯、洗熱水澡、開暖氣等等，可是如果是大自然的動物，牠會怎樣做？當然不會做以上的方法吧！就會去運動一下，到有陽光的地方去曬太陽。

坦白說，身體怕冷的原因，往往是因為現代人太懶惰了！所謂「死於安逸」，就是我們太少運動、爬山、曬太陽，因此身體變得寒涼，然後又依賴食物和環境的幫助讓自己暖起來，因此生活的範圍就越來越窄了。

上醫練習26 慢食練習

1. 仔細咀嚼食物，除了可以幫助唾液分泌、與食物混合促進消化吸收之外，也足以解決食物寒冷的問題，室溫或者冰冷的食物在口中慢慢咀嚼，也可以變暖起來。
2. 每一口食物，在口中仔細咀嚼，最少三十至五十下，甚至八十至一百下。其實重點並非多少次數，而是最後讓食物液化之後，才吞進去。
3. 仔細品嘗食物在口中的味覺，如果咀嚼過程感覺食物味道變得不好受，那就應該吐出不吃下去。（可參考《根本飲食法》之中的意食方法）
4. 因此整個飲食過程就會變得緩慢了，吃一頓飯往往需要半小時到一小時，甚至更久。

臨床上，經常吃溫熱食物的人也會身體寒涼，當中有不少原因，除了前述的原因之外，飲食經常過飽，導致脾胃氣血虛弱，也是其中一個常見原因。因此在《根本飲食法》一書的副書名提到「怎麼吃比吃什麼更重要！」因為縱使食物沒問題，但是飲食的方式不當，亦會導致身體虛弱。每頓飯吃得少、細嚼慢嚥，足以解決食物的寒熱問題。

現代人為什麼這麼多人體質寒濕？其中一個常見成因就是吃喝太快了！沒有經過仔細咀嚼，消化不良。想想看，生活在大自然的牛，是否拼命趕著吃草？當然不會，都是慢慢品嘗的。另一方面，吃太快亦會導致過飽，當你嘗試每一頓飯如此慢食，往往一個便當吃到一半已經感覺飽了。

我認識許多「食生者」，看到他們身體許多奇妙變化：返老還童，白髮變黑髮，各種色斑老人斑消退，皮膚變得年輕，精力充足，需要睡眠時間變短，消化力強！當然一般人不一定要完全食生，只要多吃生的蔬菜水果，已經可以獲得好處。

到這裡再次提問：生吃蔬果是否寒涼？相信你已經有另一種看法。這裡甚至可以說，當人身體變得健康，胃腸健壯，往往連寒涼食物都不用怕！當胃火充足，根本不用怕寒涼的食物，什麼食物吃進去都能消化。對於這樣的人，吃冰冷、寒性的食物就好像是洗冷水澡一樣，是一種鍛煉了！

上醫練習27 無奶冰淇淋

1. 一般的冰淇淋之中含有奶類，當中存有不少毒素問題，不宜多吃，但是不少人還是喜歡吃冰淇淋的感覺，這裡介紹只用水果無奶冰淇淋的製作方法，尤其小孩子會十分喜愛！
2. 一般以比較乾身的水果為主，份量較多，如香蕉，可伴以其他多水的水果，如芒果、榴槤、草莓、蘋果、橙子等。
3. 全部切片，提前一天放進冰箱，大約冷藏一天時間。
4. 準備食用之時，放進高速攪拌機，拌勻即成，質感就像一般冰淇淋！如果多水水果較多，質感會較稀。

5. 可在冰淇淋上放上果仁、果醬、新鮮水果、餅乾增添口味。

要怎樣判斷是否吃太多寒涼食物而傷身？我在門診時，不少人也會問我類似問題：可不可以吃冰淇淋？喝冷飲？我會說：不是不可吃，前提是你每吃一口冰冷的食物，都含在口中仔細咀嚼最少一兩分鐘，當冰淇淋在口中融化，你就可以吞進去。試想，如果你口中都受不了這寒冷感覺，你的腸胃也會受不了！口舌的感覺，就是身體的第一道防線，幫助你判斷該吃多少。

喝水不當導致濕氣重

飲食養生之中最容易忽略的是「喝水」，喝水看似健康，可是不少人卻不太懂得喝水。不少人心目中的想法，覺得每天最少要喝八杯水，可是其實無論中醫和西醫，都沒有這樣的說法！想想看，每個人體型大小都不一樣，生活運動的狀態也不同，而且杯子的大小也不一樣，說多少杯是難以執行的。據說一天八杯水的說法，是來自早年賣瓶裝水的廣告，希望你多喝一點水，所以提倡這個說法。

從藥理學的基本觀念看，喝水太多也會中毒！就算水這樣平和的東西，喝太多也是會中毒身亡的，例如一次過喝二十公升水，恐怕大部分人都會死掉。喝水的觀念，最要緊的是「適量」喝水，叫人「多喝水」或者「少喝水」都會出問題，這就是中醫上「水能覆舟，亦能載舟」，喝水可以幫助身體健康，也可以導致生病。

中醫上脾胃的理論，胃是用作「腐熟水穀」，意思就是水也需要被「消化」才能吸收的，如果喝進去的水，沒有被胃火「煮熟」而化成「水氣」，經過這個「氣化」過程，那就沒有轉化為身體內可用之水和津液，胃火虛弱之人喝水太多，就容易形成「水濕痰飲」，換句話說，許多人覺得自己身體「濕氣重」，可跟喝水太多有關係！

怎樣喝水才算「太多」？這個問題要深究是不容易回答的，首先要懂得判斷脾胃的正氣狀況，胃火是否充足，胃火虛弱之人喝水就不能多，胃火充足者喝水多一點也能夠消化吸收或者排走，這都是相對而言的。要判斷喝水是否太多，更直接的方法，就是看自己身體究竟什麼時候才需要喝水？不需要喝就不用喝。參考以下的兩項喝水技巧：

上醫練習28 喝水技巧

1. 喝水有兩條原則：第一，口渴才喝水，口不渴則不用喝水。

2. 第二，喝水宜一口一口的喝，像品茗那樣的淺嘗。當感覺口不渴的時候，就不用再喝下去。
3. 更佳做法，喝水過程也稍微咀嚼或者將水在口中漱口，那樣更加解渴和容易消化。
4. 就算沒有口渴，還可以觀察自己的大小便，如果出現小便深黃、便祕，那是熱氣的特徵，宜適當補充水分。

有人會問，如果我整天都不口渴，那是否都不用喝水？這首先要看自己有沒有從其他食物之中吸收水分？例如吃水果或喝湯，如果水分已經足夠了，不需要另外喝清水。但是如果沒有吃多水的食物，卻整天都不口渴，那通常代表身體內寒氣濕氣重，屬於病態，也代表這個人太少運動，少排汗小便，因此水濕就停留體內，這樣當然應當多點做運動了！

有些人在口不渴的時候，也習慣喝水，例如早上起床就喝一杯水幫助通便，或者放茶水在面前無意識地喝，這都未必是好習慣，胃火強實的人還可以，胃火虛弱者則容易產生寒濕。

為什麼喝水需要咀嚼漱口？這看上去好笨，直接喝下去不更快？因為自然界的水分不等於身體內的水，需要經過腸胃的消化吸收才能進入人體，因此喝水需要經過消化過程。而喝水本身不一定滋潤人體，真正滋潤的是經過消化，轉化成人體的「津液」，這個津液首先包括從口腔分泌的唾液，簡言之唾液才是滋潤口咽之水！那麼喝水的時候一邊咀嚼漱口，除了對口腔衛生有幫助之外，更可以幫助唾液分泌，這樣喝下去更解渴。而且唾液之中含有消化酶，亦可幫助腸胃消化。

有時候身體內有濕熱，有濕氣會讓人不想喝水，可是有熱氣也會讓人感覺有局部乾燥或熱氣的感覺，這時候就會形成矛盾，喝水可以幫助排出熱氣，可是也會加重濕氣，那怎麼辦？當然還是跟隨以上喝水的兩條原則，同時需要找到自己濕熱的成因，從生活上改善問題，甚至找醫師診治。

除了上述兩項喝水原則，還有一個常見的喝水問題，就是一邊吃飯一邊喝水喝湯，那樣會沖淡消化液、胃酸，導致胃腸消化不好，那麼水就會積聚在胃腸之內，形成了水濕痰飲問題，在從中醫上看就是水太多把胃火澆滅了！胃腸變得虛寒、寒濕。另一方面，胃腸本身也有智慧的，如果胃酸被沖淡了，可是因為人還是吃食物下去，依然需要被消化，因此胃會產生更多胃酸，就容易導致胃酸過多、胃酸倒流、火燒心、口中泛酸、口苦等毛病，從中醫看就是胃虛弱了，出現內生虛火。因此，一邊吃飯一邊喝水喝湯，會導致許多腸胃毛病，甚至百病叢生！那麼該怎麼做？建議容易患胃腸病之人，做「飯水分離法」。

上醫練習29　飯水分離

1. 飯水分離法是指吃飯跟喝水分開的方法，基本建議是吃飯跟喝水分開，亦即是「乾濕分離」，最少前後分隔兩個小時，即是喝了水之後隔開兩小時才吃飯，吃飯之後也隔開兩小時才喝水。
2. 除了喝水之外，亦包括喝湯、各種飲料，也包括多水的水果，也應分開前後兩小時。

3. 開始實踐的時候容易不舒服，感覺口乾舌燥，這其實是好現象，代表腸胃之中的寒濕氣逐步去除，胃火逐漸增加。如果不能做到分開兩小時，起碼也要一小時，或者盡量喝少一點，喝幾小口，甚至有些人只漱口，然後將水吐出。

4. 生活實踐：通常在家容易實踐飯水分離，出外用餐不容易做，許多餐廳附送飲料或湯水。建議可帶備杯子，將飲料湯水打包外帶，兩小時後才喝，避免浪費。

過去我亦不太相信吃飯喝水要分開這個想法，覺得一邊吃飯一邊喝水喝湯很正常吧！這是中國人的「傳統文化」吧？可是後來協助帶領了一次「二十一天飯水分離體驗」的課程活動，讓參加者嘗試實踐二十一天飯水分離，課程結束時聽參加者的經驗分享，許多參加者的病情都因此復原，不單是一般腸胃病，無論是胃脹腹脹、便祕、腹瀉、胃口不好、食慾過盛、口氣等諸種問題，抑或整體身體狀況，例如濕疹，失眠，疲倦，口瘡，口乾，痛證等，只要跟寒濕或者虛火相關的問題，都有幫助甚至根治，於是就重新思考這種方法的好處。

其實過去長輩教育孩子，也會叫孩子不要一邊吃飯一邊喝湯，這才是真正傳統智慧！以上醫養生的觀念來看，飯水分離也是一種鍛煉！鍛煉腸胃的消化能力，包括腸胃耐受能力。想想看，陸地上的動物大多不會一邊喝水一邊吃食物，例如牛吃草都是乾著吃的，健康人身體如果濕氣不重，身體的津液流通，唾液分泌充足，只吃乾的食物也不會覺得口乾，可是如果體內有濕氣滯留，導致津液不流通，就反而會容易口乾了！即是體內有濕氣才是導致口乾的原因，只要濕氣化開，才根本解決乾燥的問題。

飯水分離還有更多仔細經驗技巧，詳細可參閱著作《飯水分離陰陽飲食法》（增訂二版），李祥文著，二〇一六年，八正文化出版。

第六章

飲食養生——促進療癒篇

本章介紹進階的飲食養生理論，
怎樣透過飲食幫助身體加快療癒，提升健康。

上醫層次：如何讓身體減少對食物的依賴，減少進食或戒除某類食物，順應身體選擇食物。

上一章介紹的上醫飲食法則，主要是減少對精製加工食品和肉蛋奶的依賴，多吃粗糧、天然蔬菜水果，屬於食物類別的特性問題，這本來只是一般健康飲食常識，看完上一章之後相信你會有另一番看法。本章進一步談飲食養生的上醫養生層次法則，介紹進階的飲食觀念問題，重點不是吃某些食物，而更在於如何「不吃」！

飲食養生之道中，除了要了解吃什麼更健康，不要吃什麼也十分重要！就好像學習一種治療的方法，首先要知道其中的禁忌，什麼時候不可以用？有什麼危險可能會出現？

人體本身有自癒能力，只要不讓身體受傷、過度虛弱，人就有可能自然康復。飲食上如果吃的食物傷害了脾胃，中醫上說「脾胃為後天之本」，就是指透過脾胃消化吸收食物，供養身體氣血，可是如果脾胃受傷了，整個人的氣血也變得虛弱，百病叢生。因此傳統上經常説忌口、戒口，就是提醒避免傷害脾胃。

忌口並非只是某幾種食物，而是如上一章提到的整個食物類別，而本章將進一步討論吃多少、暫停進食、什麼時候吃等問題。

本章所介紹的上醫層次養生飲食法則，除了是沒病的時候進行，也適合在生病時進行，會有促進療癒的效果。但就好像做運動一樣，如果平常沒有訓練，到了體弱時才開始學習就比較難做好了。因此建議在沒病時開始嘗試練習，如果一旦生病了，才會更有信心繼續實踐。

飽食讓人虧虛？

在過去飢荒的年代常見虛衰的病證，可是到了今天豐裕的社會，卻還有不少人擔心自己「營養不良」，這究竟是怎麼一回事？在中醫上看，飲食的過飢與過飽都會傷脾胃，過於飢餓讓人氣血不足，過飽最終也可能讓人變虛！

都市人經常過飽，試試問孩子們：「什麼叫肚子餓？」很多孩子都沒試過真正餓的滋味，成年人也甚少餓多於一天。我們飲食通常不是因為真正的飢餓，並非肚子餓才吃飯，而是因為情緒（開心就吃、不開心也吃），或者因為習慣（定時定候吃），或者因為節儉（覺得不要浪費食物）。

諸多飲食的原因，大多都不是身體需要，當吃的東西超過身體的需要，就會造成負擔，人在年輕的時候，這種負擔不容易察覺，覺得只是自己正常的消化能力，但是當年歲增加的時候，開始吃同樣份量的食物也消化不了，其實是自己一直吃東西過多而不自知。

仔細而言，經常飲食過飽對健康的影響，可以分為三個過程。第一階段：堆積。當胃腸健康時，因為消化能力好，就算吃得多也不覺得有問題，飲食過多產生太多氣血，多出來的部分身體用不完，也可透過各種途徑排走，因此健康人就算吃得多也不會長胖，能夠自我調節。但是，如此一直吃太多，身體來不及排走，氣血變得渾濁，可以導致身體局部豐盛或者生瘡，生瘡的目的也是希望讓體內積聚從皮膚排走；再因為某些地方壅塞不通，氣血難以流到某些部位，導致局部虛弱，那就是各種文明病的特徵。

第二階段：變弱。當腸胃開始變弱，消化不了那麼多，氣血也就變得虛弱，開始受不住同樣份量的食物，吃飽了容易「飯氣攻心」覺得疲累，但由於人的食慾還強，只是吃多了又不行，心理不能滿足，總是希望吃多一點，以為自己的疲乏是由於吃不夠所致，形成惡性循環。其實並非因為自己真需要那麼多，只是因為過去能夠承擔的份量，現在已經承擔不了。氣血產生過多的部分，如果未能透過一般途徑排走而留在體內，就會積聚在皮膚內臟之中，儘管吃得不多卻比過去更容易變胖，有些人會形容「喝水也會長胖」，其實是吃的份量已經過多了，只是過去身體還能排走而不察覺，以為自己應該吃更多。

第三階段：病起。當腸胃變得更弱時，難以消化食物，氣血更加虛弱，除了見胃腸不適之外，易飽又不容易飢，可是即使沒有飢餓感，心中卻仍想著應該要吃飯，「有心無力」，每逢就餐時縱使吃不下，卻意欲補身硬要吃下去，進一步加重胃腸負擔，導致胃腸更虛，加重惡性循環。胃腸虛弱導致一身氣血虧虛，繼而感受各種邪氣，導致百病叢生。

以上三個階段，就像是上醫、中醫、下醫等次的養生層次，一個人從健康逐漸變成生病的過程。常說「虛不受補」，胃腸受傷了，怎樣補都未必能補進去。

很多人以為，身體疲累的時候，吃東西能夠補充氣力，卻沒想到身體疲累的原因，可能是吃太多導致！無疑飲食可以補充人的能量，但是吃多少才「合適」？只是覺得「吃飽」就夠了吧！可是有些人經常吃很飽也不長肉，或者吃得多也經常缺乏精力，可知吃飽並非健康的指標。

腸胃開始變弱，就會出現「飯氣攻心」的現象，是指吃飯之後覺得神疲乏力欲睡，中醫上稱為「氣虛」的表現，吃飽為何反而導致人氣虛了？這是相當有趣的問題！首先「飯氣攻心」這句話頗為耐人尋味，這本身並非中醫術語，但「飯氣」這種表述方式，又很像中醫經常說的「氣」，「氣」這個字內有「米」字，本意即有從「飯」產生供養人之「氣」的意思，廣義引申為各種食物之氣、天地之氣。而並非只是吃米飯才會出現飯氣攻心，各種食物吃太多也會出現。

《黃帝內經》中有一段話說：「食氣入胃，濁氣歸心，淫精於脈」，描述了食物進入胃產生了氣之後，這「食氣」可以上行到心，通過血脈流通周身。但要注意的是，這段話並非指「飯氣攻心」的不適，是氣血流行到心與血脈的過程，這生理過程不應該出現頭暈欲睡，反倒應該氣力充沛才對。

雖然我們覺得，吃飯能夠補充人身的氣血，但別忘記，食物進入身體，首先需要在胃腸消化，透過人自身的氣血去將食物「化成氣血」（中醫稱為「氣化」），如果人的消化力弱，你吃下什麼就只能拉出什麼，無法化生氣血。如果我們吃了難消化的食物、或者吃得太多，在食物還未化生成氣血之前，就先耗傷自身的氣血。道理就好像你要外出吃飯，但要到那餐廳之前必須要翻越一座高山，你還未補充體力之前就必須先付出氣力。

所謂「飯氣攻心」就是因為吃太多，反使正氣變得虛弱！其實並非真有「氣攻擊心」，反倒是氣不夠給予心，導致心變得虛弱。吃太多不單使胃腸虛弱而出現短暫的疲乏，長期如此更會產生各樣的病情。吃太多後消化不好，導致食物積滯，吃不下、便祕、腹脹是常見的病情。如果胃腸虛弱，水也不能消化，水就會流到周身各個部位，造成中醫上「水濕痰飲」的病證，常見的如鼻過敏，鼻塞流涕，容易有痰，睡眠鼻鼾等，就是水向上流；水能上行其實反映身體不算太虛，如果正氣更虛的，水就一直往低處流，從上到下可能出現的病證如：容易咳嗽、氣短、哮喘、心悸、胃脹、脅痛、腸鳴、腹瀉、尿頻、水腫、濕疹等等多種病證。

當然了，無論你患哪種病，只要少吃一點，謹記每一頓飯最多七分飽，是長壽健康的不二法門，想要健康？記住中醫一句話：「餓治百病」，實乃金石良言，是自古教下的寶貴智慧。

上醫練習30 七分飽

1. 「常保三分飢與寒」，每一餐，吃到七分飽就停止。
2. 什麼是七分飽？簡單來說，七分飽就是「不飽」！讓自己在還未飽之前停下來。當然不是什麼都不吃，起碼也要到了「不餓」的感覺。比如吃一個便當，如果吃一個就十分飽，吃一半的時候其實已經開始不餓了。
3. 過程需要仔細咀嚼、慢慢吃，品嘗食物的味道。如果吃得快、吃得急，那就往往會覺得不夠飽。
4. 吃不完的食物不要浪費，可以準備盒子打包外帶，等待肚子餓的時候再吃。亦可少吃多餐，肚子餓的時候再吃。

要做到七分飽就可以停下來不吃，其中的關鍵是要「慢食」！有研究指出，人的飽足感覺，往往會延後十分鐘左右才呈現，意思就是當我們感覺飽了，往往是十分鐘之前的感覺，可是很多人十分鐘就已經吃完飯，還未感覺到飽就繼續吃，往往過飽而不察覺。因此如果慢慢吃，將一碗飯花半小時甚至一小時來吃，以輕鬆自在的心情慢慢咀嚼，往往還未吃完一碗飯就開始覺得飽了！

為什麼現代人經常過飽？其中主要原因就是生活節奏太快了，沒空慢慢享受食物，狼吞虎嚥，因此總是沒有享受到食物的滋味，就要透過吃更多來滿足自己。

五層飲食養生階梯

原來脾胃健康的首要法則，是不要過飽，亦即是「減少進食」！七分飽是其中最入門的方式了，試想想，我們的腸胃一輩子都在工作，你有沒有給他放假幾天？如果你的手腳肌肉整天都在運動沒有休息，當然十分勞累！腸胃也是一種肌肉，就算睡眠的時候還在消化食物，可能一輩子也沒有停下來，這樣想起來，會不會發覺我們對自己的身體不太好？

上醫層次的飲食養生，重視減少進食的訓練，首先可以刻意「斷食」，就是一段時間中斷飲食，為的是加快身體康復療癒。斷食有不同的定義，廣義是指不吃某類食物、仍可吃某些食物，例如吃素、食生也可理解為「輕斷食」，而狹義是指不吃任何食物飲料，只喝清水，對身體最少負擔，給腸胃徹底休息。

如果從飲食修煉的階梯來說，一般經歷這五個階段：雜食⇩素食⇩食生⇩果食⇩食氣（見圖18）。

「雜食」是指同時會吃動物和植物，也會吃各種加工食品，甚至什麼都能吃；提升到「素食」，就是只吃植物，不吃肉，甚至不吃蛋奶等各種動物性食物，那樣身體就會變得比較輕盈，減少毒素積聚；再下一階段「食生」，不吃煮熟的食物，那麼就要連穀類食物都要不吃了，主要吃水果蔬菜或果仁等食物為主；更有下一階段「果食」，就是以水果為主食，連蔬菜等都較為少吃；更甚者的修行者，可以達致「食氣」的境界，就是連食物都不用吃了，主要透過吸取天地之「氣」（即能量）來獲得生命，不用依賴食物。

以上五個階段，並非完全截然分割的階段，而是可以逐步提升，例如吃素的過程多吃生，雜食者也可以多食生、多吃水果，一般人也是從比例上逐步前進。

說到這裡，相信大家特別會關心「食氣」的問題，覺得人真有這種可能嗎？

圖 18. 五層飲食階梯想像圖

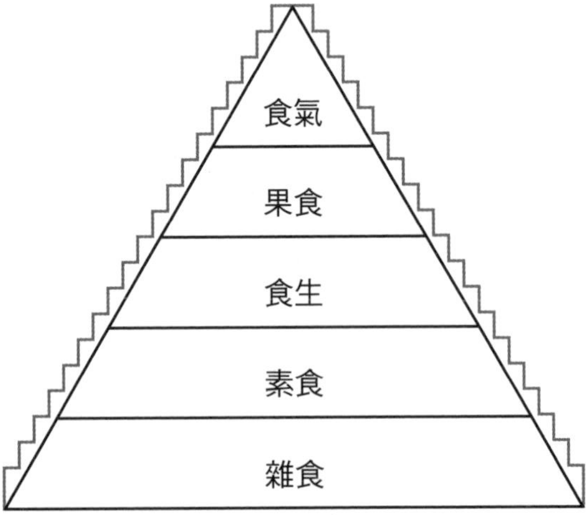

可以不吃東西而生存？我沒有打算鼓勵讀者嘗試完全食氣，畢竟這是高階的修行方法，並非人人能夠做到，可是我親身認識幾位食氣者，也看過不少相關資料和研究，這個世界上的確有人可以不吃東西而生存！

除了名為「食氣」之外，還有一些相關的名稱，以下稍做解釋，包括：食氣、辟穀、食光、斷食、絕食。

「食氣」有不同含義，可以指透過呼吸為食者，英文稱之為 Breatharian，是指他們只是呼吸就可以生存，「食」並非就是嘴巴進食，可以以不同途徑吸取，比如看書也是一種精神的「食糧」。說以呼吸為食，其實是從現象而言，我們看到這些人不用飲食，覺得他們好像只需要呼吸，如從本質而言，食氣的「氣」並非是指空氣、氧氣，而是指傳統文化之中「氣」的概念。就像第四章最後提到正確呼吸可以補五臟，因為中醫學上呼吸並非只是呼吸空氣，而是吸入「天地之氣」，氣是組成天地萬物的本源力量，物理學上稱為「能量」，還有不同的名稱如：炁、風、普納拉、般納等等。因此食氣者並非只是呼吸，而是能夠從天地獲得能量而生存。

「辟穀」的「辟」就是指避開、躲開，狹義的辟穀是指不吃穀類食物，廣義而言「穀」代表食物，亦即是不吃各種食物，此即等同於食氣的概念。

「食光」是指以光為食者。驟聽會覺得那是「光合作用」嗎？不是植物的能力嗎？人沒有葉綠素，怎麼會可以以光為食？當然不是這樣。首先，地球上所有生命，都需要光，如果人類沒有了光，也無法活下去，人類也需要光的溫暖來生存；再者，人類所吃的食物，例如植物，也是透過光的能量轉化而成物質，就算吃肉，動物也是吃植物，因此可以說，人類吃植物，背後也是「食光」。食光更背後的含義，是指光就是生命，光也是一種能量，因此食光跟食氣義同，光是能量的其中一種呈現。

「斷食」是指中斷飲食，一般是為了療癒身體為目的。斷食跟食氣的區別，斷食總會有結束的一天，而食氣則可以一直持續。斷食過程因為減少營養，因此身體會逐漸消耗而變得消瘦，總有一個時間需要停止，視乎身體狀況而定；如果達到了食氣的層次，可以不斷持續下去，維持整個生命的過程。斷食是為了療癒疾病為目的，如果身體病情體質改善就可以停止，而食氣則是恢復生命本來的能力。

「絕食」是指拒絕進食，通常是為了抗議、表達不滿時候，以身體不吃東西來表示決心訴求。絕食跟斷食好像相似，都是不吃東西一段時間，但堅持絕食可能會死亡，正確的斷食不會；絕食通常是帶著悲憤情緒，斷食帶著輕鬆愉悅心情；絕食者的身體日益衰敗，斷食帶來療癒恢復健康。

因此「食氣」基本上等同於辟穀、食光，我認為「食氣」這名字比較符合傳統中醫以「氣」作為醫學核心的觀念。可參考《人本食氣》（希爾頓・赫特瑪著，橡實文化出版，二〇一五年）、《不吃的人們》（秋山佳胤等著，方智出版，二〇一五年）、《眾神的食物：食氣三部曲二》（潔絲慕音著，橡實文化出版，二〇一五年）等著作，以及網上對食氣者的報導。

食氣並非複雜的概念，其實每個人都是食氣者！只是吃的比例多寡而已！這是定義問題，如果嚴格的定義來說，說食氣者只可以食氣而不可以吃任何食物，那麼這個世界就只有少數人是食氣者；可是如果以寬鬆的角度來定義，食氣者也可以吃各種食物，這個世界每個人也可以是食氣者！首先每一個人都需要呼吸，而且從「氣即是能量」的概念來說，一切萬物也有能量在背後，能量和物質可以互相轉化，人無法離開能量而生存。從中醫的角度看，所有食物也有氣、有生命力在背後，那麼一般食物也是「食氣」的其中一部分內容，而非必須要不吃東西才算是食氣。只是這個世界有些人，可以透過吃東西以外的途徑，例如呼吸吐納、打坐冥想、氣功功法等方式，從天地之中直接獲得氣，因此就不需要依賴單一食物來源而獲得氣了。

這在傳統上叫做「氣足不思食」，人體內的氣充足，人就不容易飢餓，可以減少對食物的需求。的確有不少人透過練習氣的方法，身體變好了，吃的食物也少了，也有不少人在練習氣功之後，可以更容易做到斷食、少吃，這也是同樣道理。在我的另一部著作《向癒》一書之中，介紹了「九式瑜伽」，也是一套能量功法，不少人在練習之後，自然減少了食物的慾望，幫助人減重和變得更精神。

本節提倡「食氣」，並非是要人什麼都不吃，而是當我們明白食氣的原理，是可以透過「練氣」、「採氣」等方式，幫助人體獲得能量，那就不需要只依賴各種食物來支撐生命了！從根本處解決「食物成癮症」的問題。因此，更加符合天地之道的飲食層次階梯，就像以下示意圖19，正好跟前述的「想像圖」相反，是個倒三角形：

圖19是以符合天地之道生活的人，應當如此飲食作為考慮，從上而下：首先，每個人都是食氣者，需要從天地獲得能量，如果能夠獲得充足能量，那就可減少吃往下的食物。如果食氣所得的能量不足，那就需要得到其他補充，首先考慮水果（果食），其次是生吃其他蔬菜、堅果（食生），如果還不足夠，就需要吃煮熟的穀類、豆類等植物（素食），如果還不足夠，甚至需要吃肉蛋奶等動物性食物（雜食）了。愈是往下層，屬於更濃稠的物質、更精緻密集的養分；愈是往上層，就偏向於精微的無形能量。

圖 19. 五層飲食階梯示意圖（健康角度）

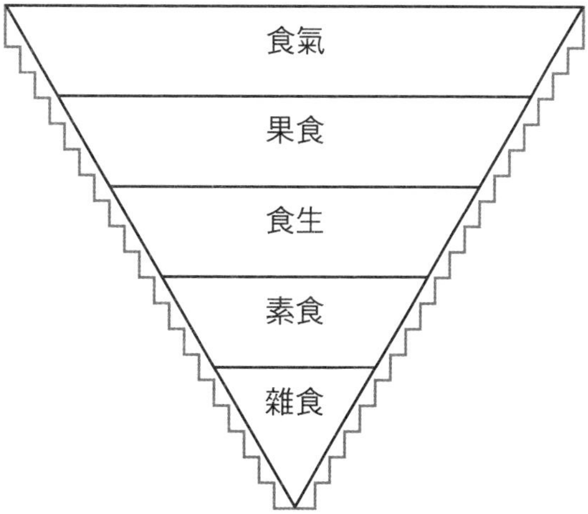

上醫練習 31

食氣練習

1. 到大自然慢步，欣賞風景，放鬆身體，做腹式呼吸，在柔和的太陽下曬日光浴，這些方式都可以幫助你從天地之中直接獲得氣（能量）。
2. 用「接地氣」方法，到大自然赤足在草地、沙灘、泥地上走路，更可以整個人平臥下來一段時間，放鬆休息。
3. 進階做法，練習一套功法，例如嘗試做「九式瑜伽」，可以參考《向癒》一書的第九章，或掃描此 QR code 進入跟著影片練習。
4. 去完了大自然，或做完一套功法之後，感受自己的肚子，是否覺得沒那麼容易肚子餓？在吃飯的時候，感覺跟平常的胃口飯量有沒有差別？你就可以逐漸感覺得到，氣足不思食的意義。

俗話說：「有情飲水飽」，例如當一對愛侶在甜蜜戀愛的時候，連飯都不用吃了，時間過得很快，不覺得餓，看著對方就好；又或者當人很生氣的時候，就吃不下東西，或者小孩子玩耍很開心就不想回家吃飯，這些背後都跟氣充足有關係。

斷食加快身體療癒

什麼是斷食？斷食是為了療癒身體為目的，於特定時間暫停飲食、或減少進食某類食物。斷食有不同分類：「水斷食」是指只喝水，不吃各種食物；「湯水斷食」是指可以喝湯水，但不吃湯渣以及各種固體食物；「果汁斷食」是指可以喝果汁，但不吃水果以及其他食物；「水果斷食」可以吃水果，但不吃其他食物；「輕斷食」是不吃某類食物，或者短時間間斷不吃某些食物的方法，定義比較寬鬆，還可細分許多方法。各種斷食之中，以「水斷食」最為嚴格，目的是幫助腸胃徹底休息，不用消化各種食物，幫助腸胃恢復功能，集中精力對抗疾病。

其實斷食是大自然動物的本能，如果你有養動物的經驗，通常動物生病了，都會自己躲起來，不吃東西，做為動物主人或許會擔心動物不吃東西是否不行？可是這就是動物幫助自己療癒疾病的方法。

為什麼生病時斷食可以加快痊癒？一般人都會覺得，生病時應該多吃點東西吧！多點營養更快好，可是實際情況剛好相反！在前一章介紹「飯氣攻心」時已經提到，當吃進食物之後，變成營養增加提抗力之前，首先需要經過腸胃的消化，而消化食物本身就要消耗自己的氣血，因此如果吃了難消化的東西，或者吃東西太多，就會加重腸胃的負擔，反而導致氣血虛弱，氣血無法集中對抗病邪療癒疾病。例如中醫經典《傷寒論》之中提到，生病時需要禁忌生冷、黏滯、肉類、麵粉製品、奶和奶類製品等，目的都是避免進食難以消化、易傷腸胃的食物，以加快療癒。

斷食的道理就像是一個人在爬山的時候，如果背著一個沉重的背囊，登山到一半時，已經很累了走不動了，這時候你會選擇讓他吃東西補充營養，還是會讓他放下背囊休息一下？當然是先休息才合理吧！可是的確也有人不願意放下重擔，選擇吃東西，硬要走上山，那樣就更累人。腸胃也是這樣，如果身體比較健壯的時候，生病時繼續多吃東西，氣血充足的人或許還可以同時消化食物和對抗疾病，可是氣血不足之人，就會將氣血集中在胃腸，病情就難以康復了。

這就是為什麼斷食可以幫助人加快療癒，如果登山時能夠放下重擔，當然輕鬆許多吧！

斷食不吃東西，可以做多久？這都視乎人的體格和病情、斷食經驗等綜合而定。最基本的不吃東西一兩天，許多人可以輕鬆做到，甚至是三四天、一星期、一個月、兩三個月……還有許多更長的紀錄。《聖經》記載耶穌在曠野之中禁食祈禱四十天，其實並非不可能的事情，現在許多人也可做得到；例如在地震之中的被困受災者，往往是沒有食物，只是喝水或自己的尿液而長時間生存，這方面的報導十分常見。

斷食要做多久，視乎自己的目的而定。如果是為了療癒疾病，恢復健康，那麼斷食到了身體已經康復，或者有減輕的趨勢，就可以停止。同理如果斷食過程中遇到不適，也需要視乎情況考慮是否停止。

斷食要如何進行？分四個階段介紹。**第一，心態調整**。需要有正確的心態，如果擔心斷食會對健康有壞影響，那就建議不要嘗試了，畢竟這種信念已經對身體有負面影響。斷食並非教條，可以靈活安排開始和結束，並非一定要堅持完成多長時間為目標。斷食是為了療癒身心健康，因此是一種喜悅的過程，而不是艱難恐懼危險的。斷食時候或許也會飢餓，需要學習如何面對飢餓感，以及分辨是否真實的飢餓感覺。

上醫練習32　感受飢餓

1. 斷食期間會遇到飢餓感，這時候需要分辨，這種飢餓感覺是否真的身體需要？還是只是一種習慣或者慾望？
2. 當飢餓感出現時，安靜下來，暫停工作，感受這個飢餓感是什麼原因？通常一般人想吃東西，並非都是身體需要，可能是因為各種原因如：習慣、勞累、上癮、情緒、無聊、氣味、獎勵自己等等。
3. 如果感覺到有生活原因，就直接進行處理，例如勞累了就休息一下，不開心就去玩樂放鬆一下，有情緒就釋放出來，看看過一段時間，飢餓感是否還在？通常解決了問題，飢餓感就會自然消失。

4. 如果解決了可能原因，但是飢餓感還在，那就可能是真正的身體需要，因此需要停止斷食，開始復食。

第二，事前準備。斷食適合何時開始？其實任何時間都可以開始，一般建議是晚餐先吃少一點，然後睡醒之後，從不吃早餐開始。斷食開始前宜設定一個目標，宜循序漸進，例如先斷食一餐、一天、兩天、三天、五天……按照自身經驗而定，也考慮這次斷食使用哪類斷食方式。斷食前準備好生活安排，斷食期間身體集中療癒自己，宜在舒適的環境，減少工作或者讓自己放假，有更多時間放鬆休息，制定斷食期間的活動安排，也考慮獨自抑或集體進行。

第三，斷食過程。斷食期間可以配合灌腸幫助腸胃排清毒素，實踐前需要經過學習，也要有相關設備；斷食時保持適量運動，不宜只是睡覺休息，有些人以為斷食要減少運動消耗，但不運動的話身體消瘦更快，運動可以幫助保持肌肉不容易流失；宜到大自然活動，曬太陽，呼吸新鮮空氣，接地氣等。

第四，復食。斷食結束恢復進食的過程十分重要，腸胃休息了一段時間，需要逐漸復甦，就好像做運動前需要經過「暖身」，否則容易受傷。復食宜循序漸進，吃簡單容易消化的食物，如水果、稀粥，宜仔細咀嚼，不宜吃過飽，不宜吃濃味難消化的食物。通常斷食結束時，因為心癮總想一下子吃很多東西，弄巧反拙讓腸胃受傷。

以上只是非常概括的介紹，並不建議直接做長期的斷食，初嘗斷食可以先從簡單一兩餐斷食、一兩天斷食做為體驗，建議經過系統學習，能參加課程學習更佳，或找尋有經驗的教練或醫者指導。尤其是斷食期間或會出現「排毒反應」，即是身體在好轉的過程反而出現不適，這時要懂得判斷這是需要停止斷食還是繼續，需要有斷食經驗者協助判斷。可參考斷食書籍或網上資訊，特別推薦魏鼎 Joachim M. Werdin 著作：《原來，我還可以這樣活》（魏鼎著，知青頻道出版，二〇一四年）、《喚醒人體本能自癒力：全辟穀：食氣、不食、斷食》（魏鼎著，樂果文化出版，二〇一七年）等書，我曾經跟隨魏鼎老師學習，亦曾跟他一起主持六天斷食營，他曾經連續二十二個月不吃東西！有非常豐富的斷食經驗，可參考其著作和網頁資訊。

上醫練習33 週末斷食

1. 週末斷食是一種輕斷食方法，比較容易進行，可以一星期有五~六天正常飲食，在週末放假的日子，進行一~二天斷食。
2. 比如計劃週日斷食一天，那就在週六晚上吃最後一餐，開始減食，然後第二天早上開始斷食，到星期一早上開始復食。
3. 斷食亦可視乎自己的進度，可以只吃水果、喝果汁、喝湯水，或者實踐「水斷食」只喝水。

果食是人類最佳飲食方式

食氣之下的一個層次是果食，又稱為「果子素」，是指主要以水果為食的飲食方式。或許你會問，人可以只吃水果生存嗎？

從飲食結構而言，動物可以分成四大類，分別為：肉食動物，雜食動物，草食動物和果食動物，而人類整個身體的各種結構，與果食動物最為相似！包括牙齒、口腔、唾液腺、胃酸、消化液、汗腺、大小腸、手足等的形態。其中特別是小腸的長度，肉食和雜食動物小腸長度較短，一般為體長的一．五～三倍，目的就希望加快肉類消化和排出體外，減少吸入毒素；草食動物的小腸長度為體長的二十倍，因為草類食物比較難消化，需要較長的小腸慢慢消化吸收；果食動物和人類的小腸長度相近，為體長的九倍，長度中等，適合消化水果和相對不粗糙的蔬菜葉子等食物。試想，人類的腸道如果吃肉進去，不是不能消化，可是因為長度較長，就容易將肉類的毒素吸入體內，因此現代人容易出現三高、腸道息肉、直腸癌等，就跟這身體結構原因有關。

果食動物之中又以靈長類動物，例如猿猴、猩猩等，與人類的基因序列最為接近，換句話說，人類最適合的食物是水果！

除了以身體結構來說明人最適合吃素、吃水果，就算用心理特徵來看也可證明。有一個方法，如果你想證明自己是雜食者、肉食者，可否嘗試接受以下這個挑戰？

挑戰分三步：第一，手捕。例如在大自然之中，找一隻松鼠或者雀鳥，親手去捕捉牠，而且不可以用任何工具幫助。大自然的動物，都有能力用自己的方法去捕捉獵物的。第二，口殺。用自己的口去咬死獵物，咬進牠的頸部，讓血流出來，雜食和肉食動物都會有嗜血的天性，喜歡吃到血的味道，不怕咬殺獵物。第三，全吃。將整隻動物的不同部分都吃下去，除了肉之外，皮毛、骨頭、內臟，也要咬破腸子，不怕裡面會有糞便，骨頭就算未能吃下，也要吸啜當中的骨髓。

當然了，以上這個實驗，恐怕大部分人連第一步都做不到，舉手投降了！這個實驗，就像著名的孟子不忍之心的論證，如果有小孩子將要掉入井內，誰也會希望出手相救，來說明人皆有惻隱之心。人的天性本身對於吃肉吃果亦然，比如你在小孩子面前放著一隻兔子和一個蘋果，小孩子不會有意欲衝過去咬殺兔子，而是會抱著兔子然後吃掉蘋果。這就是人類的天性，說明人是果食和素食動物。

果食是最慈悲的飲食方式！因為果食者主要吃可從植物上自然掉落的食物，包括水果，以及一些堅果與種子，這並不傷害植物自身。而且自然界植物孕育水果的目的，就是希望給動物吃，因為希望動物幫助他傳播種子，傳宗接代。就算是吃素，如果吃蔬菜，本身也會傷害這顆植物，因此果食是最少傷害的飲食方式。

或問，只吃水果是否不夠營養？前文不是說中醫支持「五穀為養」，認為吃五穀最重要嗎？的確五穀是比較補益，相對蔬菜水果就沒那麼補，問題看似是吃水果不夠營養，但是否我們依賴了吃各種食物的養分，而未能從天地之氣去吸取能量？這首先牽涉到人體的耗損問題，在《根本飲食法》之中提到，《黃帝內經》說：「思傷脾」，頭腦想得多，就會影響消化吸收，就算胃的消化能力多好，如果一個人想得多就會吸收不好！因此頭腦多慮的人，就會容易感覺氣血不足，想要得到更多的養分，於是就更加依賴食物。如果一個人頭腦平靜、少思慮，他的氣血通暢，就算吃得少吃得簡單，也能夠有足夠的營養，這就是一種「體內環保」！

在古代也有果食、食生者，他們通常都是一些修行者，被稱為「不食人間煙火！」他們並非只是食氣什麼都不吃，而是吃得很簡單，不一定會開火爐煮食，通常只是吃水果蔬菜生存。到今天還是有這些人存在，我在香港認識一些「果食者」，他們通常都是十分精神，精力充沛，年輕貌美，平易近人，這就是果食的好處。

再問，只吃水果會不會果糖過高？同樣的問題，你是否問猩猩猴子，你只吃水果會果糖太高？問牛你只吃草會纖維太多？這樣的問題都很笨！因為按照他們的生理結構，去吃符合自己身體需要的食物，不應該出問題。其實各種糖分吃太多也有問題，可是這裡所說的糖分是指加工的糖類，例如葡萄糖、蔗糖、果糖、白砂糖等，其中所說的「果糖」一般不是指水果之中的糖分，而是指高果糖漿，是由粟米經多種分解發酵而成的人造果糖，這是許多加工食品例如汽水、甜點、餅乾、冰淇淋之中被大量添加進去，因此所謂果糖有問題是指要避免吃這類加工食品。實際上天然水果之中的果糖份量不高，直接吃水果並無此問題。

當然了，因為現在都市人通常吃水果不足，吃其他食物為主，如果一下子改為全吃水果，身體未必一下子適應，因此宜循序漸進，按照身體反應來增加水果比例，那樣對身體健康會有益處。

上醫練習34 水果餐

1. 有時候可以給自己吃一頓水果餐，就是整頓飯只吃水果，不吃其他食物，感覺身體的變化。
2. 初嘗水果餐，可以讓自己吃個飽！（當然不要過飽）畢竟水果容易消化，就算飽了也很快可以消化完畢，可以一次吃多種不同種類，讓自己感覺豐盛飽足。

3. 可以先在早餐進行，早餐吃水果比較簡單方便，而且容易消化。也可嘗試午餐、晚餐進行水果餐，通常吃飽了之後，也沒有吃飯吃肉那種飽滯感覺。

4. 當習慣了吃水果餐的感覺，以後還可以嘗試「水果斷食」，就是給自己一天只吃水果，不吃其他食物。吃水果的時候，嘗試在肚子餓的時候才吃，不餓不吃，看一天最少吃多少水果？甚至覺得不吃也不餓？

剛嘗試吃水果餐，通常會覺得吃水果吃不飽？或者很快肚子餓？或者覺得吃水果比較貴？這類問題通常都在實踐過程迎刃而解。水果餐肯定可以吃得飽，只是吃多少的問題。主要是飽的感覺跟吃其他食物不同，飽而不滯，清爽不油膩。吃水果餐的確容易肚子餓，可是吃水果方便呢！可以少吃多餐，不一定要一次吃飽。吃水果餐覺得貴，主要看你吃什麼水果吧！如果買當季當地的水果通常比較便宜，比如吃橘子，如果你用吃一餐飯的價錢來全部買橘子，然後全部一下子吃下去，恐怕會比吃飯更飽呢！

當你習慣了水果餐的感覺，你就會覺得人生十分自由！比如到外國旅行，如果沒有找到喜歡的餐廳，只要能夠找到超市或菜市場，能買到水果，那就可以給自己豐盛的一餐了。

一天需要吃多少餐？

有沒有想過，人為什麼要一天吃三餐？民間更流傳一句話：「早餐吃得好，午餐吃得飽，晚餐吃得少」，這句話成為了許多人的健康養生法則，可是這並不完全符合醫理。

這句話第一個重點是，認為吃早餐相當重要，要「吃得好」！當然啦，如果可以選擇，應該每一頓飯也要吃得好吧，誰會希望吃得差？要說吃得好當然人人都會贊同。可是現在已經有不少研究，證明人其實「不需要吃早餐！」例如有重磅書叫《我，不吃早餐！》（泰倫斯．基利著，商業周刊出版，二〇一七年），作者是牛津臨床生化權威，詳細列出了不吃早餐的許多科學研究，指出早餐吃得好其實沒有科學根據；還有《早上斷食，九成的毛病都會消失！》（鶴見隆史著，時報出版，二〇一七年）、《日本第一名醫公布錯誤飲食真相》（內海聰著，康鑑文化出版，二〇一六年）等著作，也有同樣的結論，認為早上不吃早餐能治百病！

在中醫的古籍之中，沒有叫人「一定要吃早餐」。從人體之氣的規律來看，早上就好比春季陽氣初生，早上醒來時整個人的機能也是剛甦醒，人的腸胃也一樣相對較弱，這時候吃東西不容易消化。英文將早餐叫做 breakfast，分拆開來就是 break 和 fast，fasting 這個詞就是斷食，早餐就是 break-fast，即「中段斷食」的意思，因此早餐就如斷食過後復食一樣，就算要吃東西，都要吃得少、吃得清淡簡單，容易消化。

況且，大部分人早上醒來的時候，其實也不是真的肚餓，只是習慣吃東西而已，早上如果還要「吃得好」，不少人誤以為「好」的意思是吃得豐富，那就容易吃傷腸胃了。

再說午餐，所謂「午餐吃得飽」，只是滿足了人的心理，感覺吃飽了很舒服，大部分人也希望每一餐都能吃飽吧！中醫養生強調飲食「七分飽」，那就是「不飽」！《黃帝內經》說：「飲食自倍，腸胃乃傷」，是指吃飽容易傷腸胃，這是自古已有之戒律，如果天天午餐都吃飽，當然是違背養生法則了。

從醫理而言，正午是人體的陰陽氣血正在轉換的時間，氣從外開始轉入內，睡眠養生有「子午睡」的說法，就是說子時和午時（分別是中午和晚上的十一時到一時）人體應該休息以順應自然，因此正午的時間，就好像午夜不宜吃東西一樣，就算要吃飯也應該少吃為佳，不要讓身體氣血集中到胃腸去，干擾身體之氣自然運作。

最後「晚餐吃得少」，是相對較為合理的一句，實際上任何時間進食，也是以吃得少為佳，飲食七分飽之意。更進一步而言，晚上宜比七分飽吃得更少！古人常言「過午不吃」、或者「入夜不吃」，太陽下山之後，人體的正氣入內而變得相對虛弱，夜間吃飯較為不容易消化，因此如果可以，能夠在日落之前吃晚飯是較佳的選擇，越是入夜就越適宜不吃或者吃得少了。

古今中外有太多不同的飲食方式，並非只有「一日三餐」，有不同的飲食文化，有些地方一天一餐、一天兩餐，或者一天四五餐也有，沒有硬性規定要吃多少餐。中國傳統的飲食方式，如果以農耕人的生活來看，大多是一天吃兩餐，有聽說過成語「饔飧不繼」嗎？這成語是指吃了上一頓就沒有下一頓飯了，形容生活十分窮困，其中的「饔」是指上午的一餐（類似早餐），「飧」是指下午的一餐（類似晚餐）。農夫工作，一般都是凌晨四～五時起床出去工作，然後早上九～十一時左右天熱了，就回家吃飯休息，這時間介乎於現代早餐和午餐之間，類似西方說Brunch（早午餐）的時間。而下午一餐，通常是上午煮多一點，到下午工作完畢就再吃完，一餐分兩次吃，由於古時沒有電燈照明，通常都是太陽下山之前就吃了，因此比現代都市人的晚餐要早。這樣一天兩餐的飲食方式，時間上安排是比較符合人體氣血運行的模式，根據我《傷寒六經原意》一書的研究，人體氣血每天會升降出入表裡上下，正午時間氣血偏向上部和體表，午夜則下沉到體內下腹，而上午和下午氣血偏向集中在人體中央，是一天之中消化力較強的時間，一天上下午的時候飲食更為健康。

上醫練習35 不吃早餐

1. 嘗試不吃早餐，看看身體感覺如何？如果早上醒來，沒有飢餓感覺，

可以不吃早餐，如果沒有口渴，也不用特別喝水。有些人早上習慣喝一杯水下去，幫助排便，但如果沒有口渴就喝水，或可導致體內濕氣滯留。

2. 如果早上醒來覺得餓，也可以先等待一下，讓自己活動和放鬆，看看過了十分鐘之後飢餓感會不會消失？因為過去習慣吃早餐，早上醒來不吃會有欲食的感覺，或許不是真實的身體需要。

3. 如果真的肚子餓，或上午感覺疲累不夠精神，當然也可以吃早餐，但同時要注意或許是平日身體鍛煉不夠、或生活過於勞累有關。

其實許多人早上不吃早餐，也沒有不適感覺！我也經常不吃早餐，除非當天上午工作較多，就會早上吃一點東西。如果吃早餐，一般選擇水果，較為容易消化。其實許多都市人不吃早餐也是十分健康，但是因為許多人相信「早餐吃得好」這句話，反而令不吃早餐的人感到壓力，覺得不吃好像是對不起自己身體！其實吃不吃，看個人情況選擇的，不吃可以健康，真的有需要吃也沒關係。

為什麼人要一天三餐，我認為，這是因為人類增加了「工作需要」之後，尤其是工業文明之後的產物，主要是為了方便人們集中上班上學而安排的。簡單來說，就是讓你吃飽就工作讀書，累了就吃，然後繼續工作，下班再吃準備明天繼續工作。這樣一天三餐的飲食方式，某程度就是一種奴隸的生活方式！

這樣說好像很誇張，可是想深一層，大自然的動物會一天幾餐？會不會一天三餐？或許會說家中的貓狗也是一天兩餐或三餐，那是因為人類文化改變了牠們的習慣，實際上自然的動物都是「食無定時」！這是最理想的進食方式，就是順應身體的感受和需要，肚子餓就吃、不餓就不吃，並非要固定一個飲食時間，那樣才是順應人體、順應自然。這樣來看，能夠不定時吃東西，其實是一種「幸福」！因為生活不用被工作捆綁控制，可以自由選擇飲食時間，這也是為什麼要打破一天三餐並不容易，跟現代文明的工作生活方式有關，如果工作上可以允許你自由控制飲食時間，那就可以隨順身體情況飲食。

或者你會說，如果食無定時的話，我的腸胃會不舒服哦！那反映你的腸胃比較弱，甚至已經患病，屬於中醫層次或下醫層次的養生方式，這時候的確要注意飲食，如果平常習慣定時飲食，就保持過去習慣比較舒適。可是當腸胃健康了，就算沒有定時飲食，或者一段長時間斷食，腸胃也可以適應！不定時進食會導致腸胃不適，主要的原因是，過去經常飲食過飽，或者沒有做「飯水分離」一邊吃飯一邊喝水，導致腸胃變弱，胃酸分泌增多，在中醫上就是胃火過盛了，因此如果一下子不吃東西，胃火反而太過，導致不適感覺。要一下子讓這個火減弱還不容易，不妨從逐步減少每一餐的飯量，以及做飯水分離開始入手，幫助腸胃逐步調整。

吃得少精力更充沛

連續幾天斷食對很多人來說並不容易，不妨嘗試每天減食、少吃，除了是每頓飯七分飽之外，一天只吃兩餐、一餐，其實更容易實行。畢竟吃了一頓飯之後，胃口開了，就會想吃下去，因此一頓飯要七分飽往往不容易達到，通常到了十分飽才察覺，但是一天少吃一餐兩餐，心中的慾望較為容易控制，減少了對飲食的期望。

上醫練習36　過午不食

1. 傳統有「過午不食」，狹義的理解是中午之後不吃東西，因此可以吃早餐、午餐，之後就不吃東西了，這可以理解為一天兩餐。
2. 廣義的理解，過午不食的午可以理解為「下午」，就是過了下午之後，

黃昏晚上就不吃東西，如果晚餐在下午四~五時日落之前還可以，之後的時間就不吃東西了。

過午不食的精神，亦即盡量一天少吃一餐，較佳的進食時間是上午，由於下午晚上陽氣收藏入內，相對消化力會下降。

過午不食也可以理解為一種「輕斷食」，例如有人提出8／16斷食法，即是一天八小時進食、十六小時斷食，其實時間是隨自己情況而定，當然還可以有6／18、4／20等不同的方式，可以因應自己的生活目標而定，讓自己每天進行輕斷食。

也有人的輕斷食是以食物類別安排時間的，例如是日間可以雜食、晚上就吃素，或者早餐吃素、日間雜食；也有人是日間食生，到了晚上就可以吃熟的素食，可以靈活安排，幫助自己逐步提升飲食的階梯。

我幾年前曾經參加過魏鼎老師的課程，明白了辟穀斷食的理論之後，就立刻改變了飲食方式，維持了半年一天只吃一餐！

上醫練習37

一天一餐

1. 一天只吃一餐，可以選擇午餐或者晚餐，如果生活工作能夠自行安排，在上午或者下午吃更佳。
2. 實踐一天一餐時候，提醒該餐的份量不宜過多，否則會有反效果！有人一天吃一餐，卻一餐吃三餐份量，那樣是本末倒置，失去了斷食少吃的精神。
3. 既然一天只吃一餐了，應該要選擇最健康美味的食物！對自己身體好一點，不要再隨便吃垃圾食品、含添加劑的食品，污染自己身體。也要讓自己慢慢吃，盡情享受食物的美味。

當時我博士班剛畢業，在大學工作當老師幾年，因為生活工作壓力大，每天食量也很大，午飯的便當差不多是別人兩個便當的份量，因此養出了大肚腩，臉也是胖胖的。改為一天一餐之後，前兩個月身體消瘦得很快，估計大約瘦了十公斤左右，身體變得輕盈，身輕如燕，試想想看，如果一包米重量是五公斤，減重十公斤大概就是每天少了兩包米的重量！因此每天早上出門上班，都想跑起來。當時感覺精力充沛，每天睡醒都很精神，別人看我瘦了很多，都以為我生病，可是我知道自己十分健壯。而且腹部的六塊腹肌重現，讓我十分感動，因為我常笑說，這六塊腹肌自從中學三年級「六神合體」之後，就再沒有分開過，現在竟然重見光明，返老還童的感覺！

當時我自己安排的一天一餐，通常是只吃晚餐，為什麼選擇晚上而不是午餐或其他時間？不是晚上消化力弱嗎？的確晚上並非最好的消化時間，可是如果日間吃了東西，就容易勾起口腹之慾，會心癢想再吃，晚上吃了就算飯氣攻心的話，還可以去睡覺，睡醒通常不覺得餓，因此一整天比較容易過去。而關於消化不好的問題，因為腸胃一天只吃一餐，日間腸胃大部分時間都是休息著，就算只是晚上要「開工」消化食物，其實已經對腸胃減輕很多負擔了。

很多人都問我，怎麼做到一天只吃一餐的？其實祕訣很簡單，就是我明白到，肚子餓並非只是因為身體需要，而是因為別的原因。例如剛開始的時候，中午也會感覺肚子餓，可是我明白到，這時肚子餓通常是因為勞累了，或者覺得煩躁、多思慮，那麼我就去自然環境走走，放鬆心情，做點運動，或者休息一下，通常飢餓感很快就過去了！然後就可以繼續生活工作。

而且最大的生活改變，過去我吃完午飯之後，因為飯氣攻心，就會想睡午覺，通常睡了之後下午還是覺得疲倦心悸，工作效率降低。自從改了一天吃一餐之後，中午不睡覺也覺得精神，下午也沒有過去那種疲乏！因此親身感覺得到，吃得少是讓人更加精神的方法！

那段期間看過一本書叫做《一日一餐的健康奇蹟》（南雲吉則著，如何出版，二〇一二年），作者是一位日本的外科西醫，他實踐了一天一餐，當時五十七歲的他樣子竟然比三十歲更年輕。書中對實踐一日一餐的要訣，我總結有兩個要點：第一，理性地明白一天一餐的好處，可以幫助人啟動長壽基因，修復身體加快療癒，更可以返老還童！

第二，感性地享受飢餓感，因為人有飢餓感不容易啊！都市人長期飽食，沒有餓就已經吃下一頓了；當肚子餓的時候吃東西，才是最為美味，飽了再吃就算多美味的食物也不欲食了；再者，當人習慣了一天一餐之後，慢慢就不會有這種飢餓感了，想要肚子咕嚕咕嚕響起來也不容易啊！

我實踐了一日一餐兩個月之後，之後繼續實踐了四個月，後來體重也沒有減輕，穩定在一個重量之中。當時我下腹部還有一點小肚腩，我還想繼續努力消除掉它，變成八塊腹肌！我當時已經有做腹部運動、超慢跑帶氧運動，可是還沒有消除掉這脂肪。由此可見，一天吃一餐，其實還是營養過剩的！如果我真的要消掉這塊脂肪，那可能要兩天一餐、三天一餐……

由此可想到一個問題，既然一天一餐根本足夠營養，那麼一天多吃的那兩、三餐，究竟是為了什麼而吃的？直接的說，這根本是浪費食物！食物可能穿腸而過，直接排走，又或者變成身體內的脂肪，變得肥胖，然後當人體胖起來了，繼續吃那麼多主要是為了保持脂肪份量，可是脂肪日益增多身體負擔又增加，因此又要吃更多來提升自己力量，形成了惡性循環。當肥胖者開始嘗試一天一餐的時候，因為能量不足以滿足這個體重的需要，於是會感覺身體疲累，這其實是正常的過程，因為需要燃燒體內脂肪，轉化成身體的養分，故此一天一餐的過程，必須要配合適量運動，才能讓身體感覺精神。

一天一餐可以讓人感覺更自由！生活安排變得十分靈活，如果當天事情繁忙，不一定在某個時間吃飯，可以吃了午飯就不用吃晚飯，甚至偶爾一天不吃、只吃點水果也無所謂。飲食可以省錢不少！也節省了許多準備餐膳的時間，給生活更多空閒，去做自己喜歡的事情。

除了一天一餐之外，例如多吃天然食物，少吃加工食品、難消化的食物，也可以幫助人提神。當你走上飲食養生的階梯，從雜食進入素食，已經會感覺身體比之前精神氣力充足；再增加食生比例，就更加精神，我認識一些全食生的朋友，一天只睡四～五個小時已經精力充沛；如果進入果食，每天吃水果的比例更多，人又會更精神了，這就是「氣」充足的特徵，越是往上主要吃能量層次的食物，身體就會更輕，越是往下主要吃物質層次的食物，身體就會更沉重。

正確選擇適合自己的食物

整個上醫層次的飲食養生觀念，其中最核心的思想，就是要聆聽身體的感受，選擇最適合自己的食物。比如肉蛋奶類以及加工食品本身並非最適合人類食用，人們喜歡這些食物，主要是因為它們含有許多添加劑、調味料，讓我們上癮、依賴了。多吃粗糧、整全天然的食物，多吃生的蔬菜水果等，其實是回歸身體本來需要。再來是進食時間的問題，什麼時間吃東西？並非只是飢餓的時候，而是身體真有需要時飲食，飲食並非只是因為習慣、定時、口腹之慾，那就不一定要「定時進食」了，可以按照身體需要來隨時進食。

中醫學的養生觀念認為，養生需要因人制宜，飲食養生亦然，需要按照每個人的體質特點選擇食物，怎樣才可以選擇最適合自己的食物？基本層次當然是要透過學習，例如看書、參加課程，例如本書介紹了多種飲食方式，這些都屬於理性的層次。可是，就算一種方法經過了客觀的科學研究，或者某權威專家的意見，介紹了某種飲食方式很適合大部分的人，也不代表一定適合你這個人、這個人生階段的你、這個地區生活的你。就算是本書介紹的飲食方式，也有不同的鍛煉層次，不一定適合每一個人。因此到最後，還是要經過自身的嘗試，以自己身體作為「實驗場」去測試某種食物、某種飲食方式是否適合自己。

你的身體就是最好的工具，幫助你判斷哪些食物適合你！人體是最精密的「機器」，相信自己有能力判斷。不然想想看，如果需要一台幫助你檢測各種食物的儀器，或者需要有這樣的專家在你身邊幫你判斷每一種食物，那樣肯定價值不菲！

怎樣使用身體這個工具去選擇食物？在我的《根本飲食法》書中，其實就是整個上醫飲食養生層次背後的指導原則！書中提倡的飲食觀念叫做「意食」，即是意識飲食方法，透過有意識地感知食物，可以幫助你感受身體的需要：

上醫練習38 意食練習

1. 意食強調要用心選擇食物。首先有二大原則：一、食不言，飲食時不說話，專注地吃；二、心不語，心中減少念頭，專注感受口中味覺。
2. 然後是三大意食方法：一、正念飲食，飲食時活在當下，專注覺察，不批判；二、覺知飲食，透過各種感官，察覺身心的感受；三、直覺飲食，以心的直覺感知能力，判斷食物是否適合自己。
3. 此外還有三個意食階段，四十個覺知練習，詳細可參考《根本飲食法》的介紹。

當你肚子餓的時候，如果是真的身體需要，你會選擇吃什麼？這時候不妨安靜下來，感受自己心中最想吃的食物是什麼？可是由於現代人的飲食方式，大多吃含有添加劑、調味料、煮熟過的食物，讓我們成癮了，因此開始練習意食的時候，不妨先考慮生吃蔬菜水果，會更加容易感受食物的天然味道。

例如到水果店去，看著不同顏色的水果，先感受自己喜歡哪種？收窄範圍後，用手去摸一下喜歡的水果，看看手上的感覺，就好像挑選橙子那樣，不同橙子摸上去的感覺不一樣，就挑選自己最喜歡吃的。然後拿起來用鼻子聞一下，看看這香氣自己是否喜歡？最後買下來，回家吃的過程，每一口吃下去，仔細咀嚼，慢慢吞嚥，感受食物在口中的感覺，看看自己是否喜歡？繼續吃下去的時候，感覺自己是否已經飽了？還是想繼續吃下去？整個過程有意識地進食，不斷反觀自己身心的感受。

透過意食的方法，還可以幫助你戒除食物成癮症！例如有人些喜歡吃某種垃圾食品，試試看將該種食物，放到口中慢慢仔細咀嚼一～二分鐘，將該種食物咀嚼到了液化之後才慢慢吞下，過程中仔細感受食物的味道，當你真的用心體會，你就會吃出了加工食品之中的化學添加劑，口中的不適感覺，如果用心去吃肉蛋奶等，你還可以感到毒素、血腥、甚至是動物的痛苦。

為什麼現代社會許多人飲食節奏急促，狼吞虎嚥，就是我們吃的食物的確不健康，可是我們卻成癮了，因此就選擇「閉上眼」繼續吃，趕快吃下去，不理會自己身心的真實感受，其實身體本身是不喜歡的，趕快吃下去就不用理會了。這就好像孩子小時候如果要喝苦藥，都是憋著氣吞下去一樣，現代人的飲食大多如此。

以上兩章飲食養生所介紹的方法，對某些人來說看似不容易的挑戰，其實都是順應身體的自然飲食方式，只要我們願意聆聽身心的語言，讓自己身心合一，飲食方式就會自然轉變，不覺得這是難事了。

第七章

情志養生

本章介紹情志養生的基本理論，
加強自己內心的抗逆能力。

中醫層次：透過流動和轉移情志等方式，幫助情志平伏，得到快樂。

上醫層次：主動加快情志平伏，鍛煉內心保持平靜，甚至情緒不生，加強內心的抗逆能力。

中醫學的養生按天地人分類，分別為：四時、飲食、情志，其中情志養生最為重要，因為情志是唯一從內而生，直接影響人體內的氣血，而四時和飲食也算是身外之物，間接影響體內氣血。有一句養生諺語說：「藥補不如食補，食補不如神補」，就是說與其用藥去補身，不如用食療補身；與其用食療補身，更不如用精神補養！這就說明了養生的層次問題，的確吃藥是可以補身體，可是這屬於下醫層次的方法，透過食物補養已經算是上醫層次的觀念，而以精神情志作為補養，那是從根本處入手，可以說是上醫之中的更上層次！

本章討論情志養生，可以說是整本書的核心！當一個人情志養生做得好，有時候其他生活方式沒有做到十足健康，也可以活出健康長壽。

也許你會問，養生如果只分三大類別，不是還有很多其他養生方法嗎？例如做運動、練氣功，這算是什麼養生？實際上這也是情志養生的一部分！因為各種運動的目都是身心舒暢，就算是練功夫，最後也是要做到意動形隨、形神合一、呼吸調勻、身心放鬆、剛柔並濟等的狀態。又如寫書法也可以是養生方式，寫書法的養生重點是練習專注，如果內心一邊想著其他事情，字就寫不好了！當專注在寫書法上，內心就會自然調伏，變得平靜。實際上還有許多的生活養生方式，例如音樂、旅行、棋藝、花藝、茶道、種植、房事、閱讀、信仰、舞蹈、集藏、聊天、天倫、交際……等等，如果最後能夠幫助健康，也是屬於情志養生範疇。

進一步說，就算是四時養生、飲食養生，最終目的都是為了情志養生！例如《黃帝內經》中介紹四時養生的時候，不斷提及四季的情志變化特點，與四時相應，參考下頁表8。

春季要心情舒暢放鬆，順應「生」；夏季要積極生活工作但避免生氣，順應「長」；秋季要收斂神志，不如夏季般活躍，順應「收」；冬季要心志向內減少慾望，順應「藏」。可見，就算是四季養生提到的各種生活方式，到最後還是為了幫助情志，如何順應自然而活。

飲食也跟情志有密切關係，西方諺語說 You are what you eat，你吃什麼就成為了什麼，多吃動物性食物中含有動物的屍毒，會容易令人情緒不安定，這就是葷食觀念。葷食不單是指肉類，也包括各種動物性食品、酒類，以及五辛如蔥蒜韭菜等植物食物，為什麼就連這些植物也叫做「葷食」？「葷」這個字相通於「熏」，亦即是「香薰」、「利欲熏心」的意思，意思是這類食物經常有一股氣影響人的心，讓人心煩、頭昏，成癮依賴，故此有「五辛令人煩」之說，實際上吃動物性食物也會讓人心煩意

表 8.《素問・四氣調神大論》四時的情志養生特點

季節	情志養生特點
春三月	廣步於庭，被髮緩形，以使志生，生而勿殺，予而勿奪，賞而勿罰
夏三月	無厭於日，使志無怒，使華英成秀，使氣得泄，若所愛在外
秋三月	使志安寧，以緩秋刑；收斂神氣，使秋氣平；無外其志，使肺氣清
冬三月	使志若伏若匿，若有私意，若已有得

亂，影響人的性格情緒。因此為什麼要吃素？目的並非只是為了身體，也是為了情志養生，減少內心煩惱，讓內心恢復平靜，多吃生的蔬菜水果，更能獲得更多生命力，是更慈悲的飲食方式，提升靈性獲得智慧。

由此可見，各種養生的最後也是來到情志養生！

情緒思想也會致病

在《黃帝內經》解說人體五臟六腑的理論時，有一段提到情志養生為什麼這麼重要：

「凡此十二官者，不得相失也。故主明則下安，以此養生則壽，歿世不殆，以為天下則大昌。主不明則十二官危，使道閉塞而不通，形乃大傷，以此養生則殃，以為天下者，其宗大危，戒之戒之！」

——《黃帝內經素問・靈蘭秘典論篇》

這裡說的「十二官」是指人體內的六臟六腑*，體內各臟腑要健康平衡，身體才會健康。而各臟腑之中最重要是「心」，心是所有臟腑之主，亦稱為「君主之官」，心就好像君主統治國家一樣統領全身。如果懂得心的養生則會長壽安康，周身各臟腑也會健康，如果心這個君主不是一個「明君」，那麼其他臟腑也會變得危險了！會使氣血的通道閉塞，形體就會大為受傷，因此如果不懂得心的養生，整個身體都會遭殃，體內臟腑就會天下大亂一樣，必須要警惕謹慎留意！

當然這裡所說的「心」，並非只是解剖學上的心臟，中醫上的心是指「氣」的心，是無形的，心具有認識事物的能力，包括意識、思想、情緒、記憶等，情志養生即是「養心」。無論中西方的觀念之中，都有無形層次的心的認識，比如說：「你是一個有心人嗎？」當然誰都有心臟，但是內心的思想情緒，很多人都不一定感受得到。中醫上認為：「心藏神」，這個「神」就是指人的意識，是掌控整個人體的「君主」，如果一個人不認識自己的心，那麼這個神就會發揮不好，導致身心形神分離，是氣血不通的背後原因。心的養生之中，情志是關鍵！透過情志可以幫助我們認識自己的心。

＊「六臟六腑」，一般中醫說「五臟六腑」，五臟包括：心、肝、脾、肺、腎；六腑包括：胃、小腸、大腸、膽、膀胱、三焦。說成「六臟」，是增加了「心包」一臟，又名「膻中」，是「心的宮城」，即是保護心的作用。

情志是什麼？情是指情緒，志是指意志，亦即思想的意思，因此情志養生就是指情緒思想的養生。中醫上「情志」也有另一個解釋，情志也是「七情五志」的簡稱，七情是「喜怒憂思悲恐驚」，五志是「怒喜思悲恐」，五志是將七情簡化為五種，將悲憂歸為一類，驚恐為一類，簡化為五類目的在於歸類五行，與五臟對應起來。

情志之中，我們都很熟悉情緒，中醫上特別將之叫做情志而不是情緒養生，關鍵就在於「志」了！什麼是「志」？在《黃帝內經》有一段話：

「心有所憶，謂之意；意之所存，謂之志」

——《靈樞．本神》

是指心中有所記憶、念頭，這叫做「意」，比如問你昨天午餐吃了什麼？你想起來了，這就叫做「意」。當這個記憶（意）刻意存留下來，記住了，那就叫做「志」，比如每天都吃午餐，如果問你一個月前某一天吃了什麼早餐，就未必能記住了，因為不是所有事情都要記下來，會記下來的，都是一些比較重要、深刻的事情。所謂「胸懷大志」，這個志向，實際上就是記住了一些重要的事情、理想，值得我們一直去追尋。

因此情志養生，除了包括情緒的部分之外，另一大部分是指人的記憶、思想、信念、性格的養生，實際上包括了整個人的心理、靈性的養生。

情志本身是中性的，人有情志可以幫助人氣血流通，正常工作生活，可是如果情志出現問題，則可以導致疾病！《黃帝內經》之中對於情志治病，有兩類的理論，一種是情志與五臟對應，參考《素問．陰陽應象大論》的理論總結成表9。

若情志太過，可直接傷害體內的五臟，表中列出了對應關係。倒過來，如果體內某臟出現病證，也可反推這人有對應的情志問題，是因長期有這種情志傷害所致，因此中醫師往往能夠從病人的病證特點上，推論病人的情緒思想甚至性格特點。除了情志與五臟對應的理論，

表 9. 情志與五臟對應關係表

情志	所傷五臟
（悲）憂	傷肺
喜	傷心
思	傷脾
怒	傷肝
（驚）恐	傷腎

還有第二種理論是情志直接影響人體之氣，參考《素問・舉痛論》：

該篇原文是討論「百病生於氣」，列出了九種人體之氣的影響，除了以上六種情志的影響外，還提到寒、熱和勞累三種因素對氣的影響，是總結了人體氣的運動失常所導致的病證共九大類原因，其中情志佔了三分之二，可見情志對人體氣血影響是何等重要！

情志所導致的疾病，如果是激烈的情緒思想，我們都會感受到身體不適，例如非常生氣憤怒的時候，有些人會「怒髮衝冠」，會出現頭痛，甚至咳嗽嘔血，有些人會因此出現心腦血管疾病而昏倒甚至猝死，這可以算是情志的「急性中毒」。可是當情志是每天長期出現，例如一個人長期看事情不順眼，憤世嫉俗，批評所有人和事，那麼他體內的氣就會經常上升（怒則氣上），導致氣血經常

表 10. 情志對氣之影響關係表

情志	氣之影響
怒	則氣上
喜	則氣緩
悲	則氣消
恐	則氣下
驚	則氣亂
思	則氣結

往上跑，容易導致身體上部的疾患，也容易傷肝，也會因為自己不開心、心的氣血不開通，因此影響周身臟腑，導致百病叢生！這就算是情志的「慢性中毒」了，這方面可以參考我的另一部著作《向癒》，其中有更深入的討論，也有介紹到中醫學的「情志療法」，是以情志來治病的方式，情志除了可以致病，也可以養生，也可以用作治病。

情志養生的三層階梯

當然最好還是防患於未然，未病先防乃為上策。從養生上看，最根本的養生就是平時如何讓體內氣血流暢，最直接就是情志養生了！因為人的情志直接影響氣血運行，如果人有情緒出現，就會導致人體內的氣往上（怒）往下（恐），緩和（喜）消耗（悲），甚至氣血混亂（驚），結果也是影響了體內正常的氣血運行；如果一個人頭腦有思慮，就會出現氣血不通（結），氣血不通則百病叢生！

因此情志養生的具體內容，是如何幫助人的情志舒暢，減少思慮，達致氣血流通的結果，氣血流通，百病自消。

情志養生可以分為兩個階段，參考四書五經中《中庸》的一段話：

「喜怒哀樂之未發，謂之中；發而皆中節，謂之和。中也者，天下之大本也；

和也者，天下之達道也。」

——《中庸》

這段話直接指出了情志養生的兩大層次，首先是「喜怒哀樂」等情志如果沒有發生出來，那就叫做「中」，就是「中庸之道」的中；如果喜怒哀樂等情志有發生出來，可是能夠符合節制、節度，那就可以叫做「和」，即是和諧、平和的意思。這裡特別要解釋「中庸」的含義，中庸並非是指平庸、中間，中庸之道的「中」發音是念「眾」，是「一矢中的」的意思，即是百發百中、射中目標，正着紅心中央，比喻「最佳點」的意思！比如說，一位學生在班中的成績排名，如果他是符合中庸之道，並不是說：「我排在全班的中等水平，不過不失吧！」那只是平庸，而符合中庸之道則是指全班之中的最佳點，那就是排名第一！因此這段《中庸》的文字，討論如何達致這個最佳點，首先需要做到情志沒有發生出來。

或者你會問，如果有情緒，但是沒有發出來，不就是壓抑自己嗎？不是說情緒應該要適當宣洩，不應該壓抑？是的，如果有情緒的話，是不應該壓抑它，而是要順應自己的心表達出來，「和」的層次就是提醒我們可以有情緒，只是情緒不宜太過分。喜怒哀樂「未發」，指的並非是壓抑自己的情緒，而是情緒根本沒有產生出來！例如在街上走路，被人踩到一腳，甚至將你撞到在地上跌倒了，你會有怎樣的感覺？你會生氣嗎？會想哭嗎？如果有情緒出現，那樣當然要宣洩出來，可是有些人遇到這樣的事情，還能心平氣和，說一句沒事，甚至會倒過來問候對方：「你有沒有受傷？」

這就是人性的品格修煉！遇到同樣的事件，我們可以有不同的反應，可是如果我們經常有情緒，那就難以做最佳的決定，頭腦難以客觀的理性思考。例如被人踩一腳，被人撞到在地上，也許別人是無意的，或者對方也是受害者，如果我們帶著情緒去看，就好像帶著有色眼鏡，總是看到別人的錯，而無法站在客觀的角度去看清楚真相。這就是為什麼要實行「中庸之道」，需要先穩定自己的心。

更深入而言，凡是人都會有情緒，如果被人撞到在地，相信誰都會有情緒從內心生起來，可是這個內心的情緒要不要呈現為自己的行為呢？如果內心很快能夠調整，讓自己看清楚真相，轉換念頭，這股情緒的氣，就很容易在內部平伏下來，因此就無需向外呈現「發出來」，這就是「未發」的意思，未發並非是完全沒有情緒，而是有情緒但不用發洩，內心可以翻江倒海，但是可以很快調節，比如喜怒不形於色、遇事不怒、處變不驚，也是這個意思。

至於「和」的層次，喜怒哀樂「發而皆中節」，什麼是「中節」？這個節度，看是用什麼標準了，如果用傳統的標準來看，常說「夫妻沒有隔夜仇，床頭打架床尾和」，這就是提醒情緒不要過夜，睡醒就要放下了；又如《聖經》說：「生氣卻不要犯罪，不可含怒到日落」（以弗所書 4:26），就是提醒太陽下山之後，就應該放下白天的情緒。簡單來說，情緒出來不應該超過半天一天吧！不然會傷害自己。

如果更嚴格的看，不少心理學的著作也提出，轉換情緒只需要「幾秒鐘」，當你有情緒比如生氣的時候，只需要專注呼吸，幾秒呼氣、幾秒吸氣、幾秒閉氣，情緒就可以過去，如果之後情緒還在，原因就不只是情緒了，而是「執著」，頭腦之中抓住這個情緒不願意放下。當然如果幾秒之中能夠轉換情緒，那其實已經是「中」的層次了！這需要經過訓練，一般人如果能夠做到半天一天內放下情緒，尤其是睡醒之後就能放下，我認為那也算是「和」的層次。

中與和，是情志養生的兩個層次，「中」就是上醫養生層次的情志養生目標，「和」就是中醫層次情志養生的目標。因此中醫層次講求如何宣洩流動情緒，例如疏導、逃避、轉移、節制、專一等方法。從中醫層面來看，如果有生氣的時候，適當宣洩你的情緒，例如罵人、批評、表達不滿，如果可以幫助自己釋放情緒，恢復平和，那當然也是一個方法，只是這類方法或許會帶來更多後果，讓別人不高興，對方的情緒反撲過來，讓你又再生氣，永無休止。因此爭取繼續往上走，到達上醫層次，才是治本之道。

如果「和」的層次也無法做到，在一天過後情緒還是持續，甚至經過了幾天、幾星期、幾個月，甚至幾年、幾十年還是放不下，那當然會傷害身體了！別說笑，情緒抓住不放，變成了長期的記憶，比如問問自己，到現在有沒有一些人是會令你生氣的？未能夠原諒？無法見面？害怕見面卻不知道如何相處？想要修和但是還做不到？……這些也反映背後有一些情緒隱藏在心，它會導致心中有氣的鬱結，這些結就會導致身體某個部分的氣血不通，輕則是臉上身上出現色斑如雀斑老人斑，而臉上的斑點對應人體內的五臟六腑，因此實際上是體內臟腑出現不通，首先影響功能，重則導致器質改變例如出現腫瘤癌症！這就是中醫上對於各種疾病的生病基礎，《黃帝內經》說：「邪之所湊，其氣必虛」，就是因為先有情志鬱結，導致體內正氣不通變得虛弱，最後邪氣就會侵犯該處，所以可以說，所有疾病都有情志的原因，與心結有密切關係。

因此如果情志持續超過一天以上，對身體的影響是可大可小的，可能出現病態，容易到達下醫層次了，需要透過治病解決。當人生病的時候，就往往會向外尋找原因，覺得是生活作息、飲食、細菌病毒等外在因素所導致，而忘

圖 20. 情志養生三層階梯示意圖

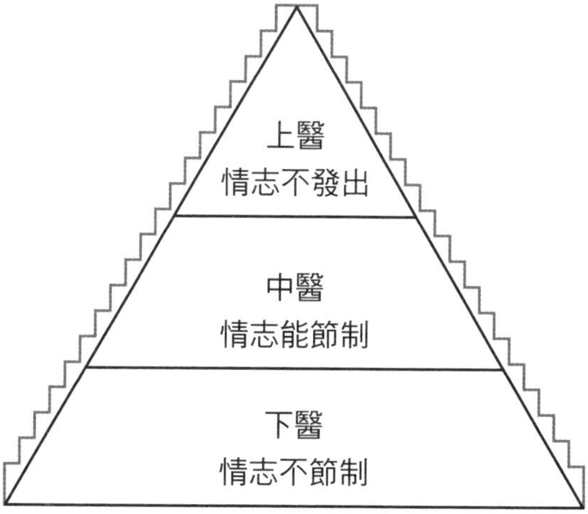

記了跟自己的情緒思想性格有密切關係。

本章專門討論上醫層次養生的情志養生方法，實際上就是鍛煉自己內心，提升「抗逆力」的修煉！是以保持內心平靜為目標，讓情緒不用發洩出來也可以平伏。本章介紹多個練習方法，讓我們一起體驗如何幫助自己快速轉換情志，以下首先介紹三種核心特質練習：享受寧靜、不抱怨、感謝痛苦，是上醫情志養生鍛煉的三個層層遞進階梯，幫助我們感受上醫層次的做人特點。

圖 21. 上醫情志養生三層階梯示意圖

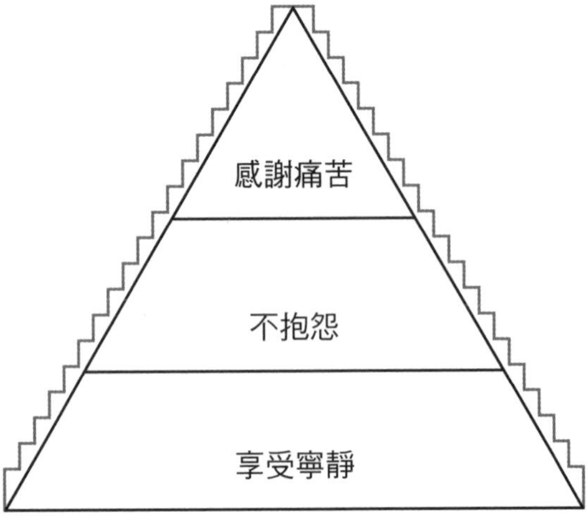

為什麼不喜歡寧靜？

上醫練習39

享受寧靜

1. 每天安排一些時間，讓自己生活在寧靜的環境之中。不開電視、不開音樂、不跟人說話，創造寧靜的環境，享受這種感覺。
2. 享受生活獨處，除了睡覺之外，安排時間讓自己一個人生活，不與他人活動。
3. 甚至嘗試參加活動，讓自己連續幾天不說話；或者一個人去外地旅行，過程中沒有同伴經常對話，就會更加容易聆聽內心的聲音。

生活在大城市，每天總是處於各種聲音之中，就算將家中所有電器關掉，有時候也會聽到房子外的車聲、空調聲，不如農村般寧靜。長期在有噪音的環境之中生活，容易造成心煩緊張，適應了就不察覺，就好像有些人回家就開收音機、電視機，長期適應了就根本沒有聽進內容，變成一種背景噪音，增加了內心的壓力。

可是不少人抗拒寧靜，在街上走路坐車都要聽音樂，回家也要開電視開收音機，為什麼會這樣？他們會說：因為自己喜歡聽音樂，這樣讓自己感覺寧靜，隔離外在噪音。聽音樂本身沒有錯，可是有不少人是「音樂成癮」了！依賴了音樂，不聽音樂便無法享受寧靜的感覺。

為什麼人會不喜歡寧靜？主要原因是因為內在有很多雜念思想，想要以其他聲音去掩蓋它！可是內心難以平靜下來，因此就用比較「暴力」的方法，用另一個聲音去壓抑這個聲音，比如你的房子樓上正在裝修發出噪音，你無法離開，於是你在家中開大音樂去掩蓋噪音一樣。

這樣透過聽音樂、看電視去幫助自己，消除頭腦的聲音，本身也算是一種淺層的靜心方法，屬於中醫層次的情志養生方式，首先讓自己頭腦轉移思想，過一段時間就忘記了之前的煩惱。可是這種方式有個毛病，就是轉移了，可能會帶來更多煩惱！例如大家都會有一個經歷，聽同一首歌時間長了，就算音樂停止了，頭腦還是循環播放著這首歌！那也是另一種煩惱呢，內心還是無法平靜，因此要聽另一首歌去轉移它，轉來轉去還是沒有平靜。看電視也是一樣，看了許多繁雜的資訊，替代了日常生活的煩惱，之前的煩惱是忘記了，可是頭腦卻多了許多其他雜訊，形成了另一種內心壓力，沒有真正放鬆下來。

人的頭腦會有思想，可是思想過多會導致氣血不通，是各種疾病的根源。因此要身體健康，首先要讓頭腦平靜下來！如何平靜？最直接的方法就是要習慣寧靜。頭腦很多煩惱的時候，就像波濤洶湧的大海一樣，停不下來，可是大海要怎樣才可以平靜？這首先需要時間，要等待風過去了，海上的船減少了，不要再丟石頭進去大海，然後可能經過一個晚上，大海就逐漸恢復平靜。

人的腦海也是一樣！當我們安靜下來的時候，頭腦往往會感覺更辛苦，覺得自己頭腦停不下來，因此就想趕快透過身外的方法去壓制頭腦，不想面對這個內心煩躁的自己。其實並非安靜的時候更加煩惱，是煩惱一直都在，只是過去沒有留意它，當你安靜下來，煩惱就更明顯了。比如家中的冰箱聲音，日間多了其他噪音的時候就沒留意，當晚上把所有電器都關掉時，才發現原來冰箱一直都有聲音存在，干擾自己。因此當我們開始留意到頭腦的雜亂思想時，往往是察覺力提升，開始進步的特徵！這時候要學習不要批判自己，覺得自己為什麼這麼多雜念，而是放鬆下來，繼續保持寧靜，讓腦袋的雜念慢慢過去。

我每天有打坐的習慣，一般每天打坐二～三小時，其實每次打坐通常前半小時都還是有許多念頭跑出來，無法一下子平靜，往後的時間才慢慢感覺到頭腦的思想逐漸減少。在靜心過程頭腦會有念頭跑出來，其實十分正常，這就好像人睡覺的時候會做夢一樣，所謂「日有所思，夜有所夢」，做夢其中一個功能就是為了幫助人清理頭腦的雜念記憶，透過夢境去釋放出來。靜心過程頭腦會浮現許多東西，這就是「心靈排毒」的方式，將積壓在心中的記憶放掉，讓我們「歸零」恢復平靜。

生活中要做到「享受寧靜」，是一種習慣。剛開始這樣做或許會覺得悶，當我們習慣了，發覺其實沒有各種聲音的幫助，內心也可以逐步安靜下來，這時候就戒掉了聲音的依賴，進入上醫層次的情志養生，直接讓內心平靜下來，減少情志生起。

享受寧靜還有一個更重要的原因——這樣才能更認識自己的心。有一句話說：「上帝的語言是寂靜」（Silence is the language of God），要認識天地，首先要學懂寧靜，而從中醫學上看，心中藏神，如果我們要聆聽得到內心真實的聲音、了解自己的需要，那就需要讓自己安靜下來。

我曾經參加「十日內觀靜坐課程」，要連續九天不說話、不可以玩手機、不可跟外界聯絡，不可以跟其他學員交流，過程都是專注在內在，練習打坐，看著自己想什麼。這樣的過程並不容易！一開始都會很不習慣，擔心很難「熬過去」。可是隨著一天一天過去，頭腦逐步減少干擾之後，中後段的日子就會覺得很舒暢，內心的雜念也逐步減少。記得到了第十天離開課程的那一天，當我回到鬧市之中，站在人來人往喧鬧的地鐵站，竟然有一種清明和抽離的感覺，覺得外在一切煩惱都與我無關，能夠很客觀的看著人們在流轉，沒有被外界的煩擾所感染，內心穩定。這就是上醫層次所追求的境界！

感受一下，當一個人能夠到了這樣的境界，他就不再怕悶了，根本不覺得寂寞，生活變得清淡簡單，享受跟自己在一起的感覺，不用依賴一定要跟朋友一起生活，也不怕跟其他人相處的時候被他人所牽動。容易做到一無掛慮，淡泊名利、少思寡欲、知足常樂，這些都是高尚情操的品質。

做一個勇於承擔的人

上醫練習40 不抱怨

1. 無論遇到任何逆境，遇到不喜歡的人、事、物，也會處之泰然，不說批評埋怨等負面的話。
2. 遇到逆境時當然內心也會有情緒，但心中不容易被身外事物所牽動，較為不影響自己的身心和生活，以平靜的心去看待各種變化，因此可以積極以行動面對問題，不拖延、不逃避。
3. 逆境時會將問題嘗試「向內看」，考慮問題跟自己有什麼關係，而不是都將問題「指向外」，認為問題都是身外的人事物所導致。

上一節「享受寧靜」對於某些人來說是十分容易的事，有不少人是「宅男」、

「宅女」，喜歡待在家中，與世無爭。這本身並無不妥，但是如果一個人只要跟別人相處，來到工作或社會之中，就容易產生情緒煩惱，不想跟別人相處，那樣就代表自己內心有抗拒，宅在家也是一種逃避，需要進一步提升內心的抗逆能力。

願意實踐上醫層次的情志養生，都是生命中的「勇者」！他願意接受各種挑戰，不會只是讓自己舒服而拖延問題，是會願意看清楚問題所在，面對它、接納它、克服它。

為什麼他遇到負面的事情，依然能夠保持內心平穩？主要是因為他能夠「順天應人」，如果你有信仰，會認為生命之中一切都是由上天、上主所安排的，就算沒有信仰，也可以認為生命中的事情都可以自己控制。生命中要遇到負面的事情，這也是自然規律，就好像有白晝、有黑夜，有夏天、有冬天那樣，都是自然規律，冬去春來，黑夜過去黎明就會來到。

各種逆境也是幫助我們更深的體驗順境，比如一個孩子從小到大多是在富裕的家庭成長，他沒經歷過艱苦的日子，身在福中不知福，從根本處不明白幸福是什麼一回事，當他體驗過缺乏，才能夠真的體會富裕的幸福。

或許你會問，不抱怨是否是「阿Q精神」，只是自我安慰？首先，就算是自我安慰，本身亦無不妥，如果遇到負面的事情，難道都要別人來安慰你，你才可以開心起來嗎？自我安慰也是成熟的表現，懂得關顧自己內心。當然，一般說的阿Q精神是指逃避、自我麻醉、掩耳盜鈴，帶有貶義的意思，而這裡提倡「不抱怨」，是鼓勵我們要直接面對問題，不要逃避。

舉例說，有朋友欠你的錢，一直拖延沒有償還。任誰都會覺得鬱悶生氣。這裡提倡「不抱怨」，並非只是心中說一些原諒的話，然後什麼都不做，而是我們可以承認自己的責任，並非只是將問題指責別人。比如當初為什麼要借錢給他？是否自己沒有看清楚情況？還是明知道他可能不還錢我也是願意借？拖延沒有還，我有沒有去追討？有沒有積極面對問題？如果真的還不了，我會選擇一直生氣下去嗎？

「不抱怨」並非逃避，如果別人有責任，我們還是要去指出對方的問題，只是在這個時候內心不需要糾纏在情緒上。印度國父甘地曾經說過一句名言：

"hate the sin but love the sinner"「鄙視罪惡，但關愛罪人」，不抱怨並非就是縱容罪惡，放棄解決問題，而是我們繼續面對問題，甚至可以帶著愛，去看待每一個人就算做錯了事情，也是值得被體諒的。

在《向癒》一書，書末最後一個練習叫做「內自醒」，其中就引用孔子的一句話：「見賢思齊焉，見不賢而內自省也」，見到好的人我們要想如何跟他平齊，學習像對方一樣；見到不好的人，我們不是要去批評對方！反而是倒過來，向內反省自己，有沒有對方的問題，我們是否只是五十步笑一百步？實際上，所有別人的問題，我們自己一定也有過，只是這個「有」並非一定是做出了什麼行為，而是指人性的黑暗面，凡是人都會有負面的思想，只是我們是否允許這些想法做出來而已。當我們不喜歡某些人的情緒、性格、行為，這往往也代表我們討厭自己內心的黑暗想法，因此我們也會討厭別人。

比如我們不喜歡朋友遲到，那就代表我們也不喜歡自己遲到。或者你會說，我沒有遲到啊！對啊，就是你不允許自己遲到，所以你都很準時！人都有陰陽兩面，大部分人都希望自己做到「陽光」的一面，做個好人，一定要守時，可是這同時就會抗拒另一面了，討厭「黑暗」的一面，不想做壞人，不可以遲到，當我們批判自己內心遲到的想法時，每當遇到別人遲到，也同時觸動到自己內心的陰暗面，因此就會產生情緒。

遇到別人遲到的時候，如何可以做到「不抱怨」？可以參考《向癒》一書中的「內自醒」技巧，簡單來說，這時候就跟自己說「我也是一個遲到的人！」看看自己能否接受？相信每一個人都曾經遲到過，如果我們接納自己曾經也犯錯，那就容易接納別人了。

不抱怨的精神，就是不要推卸責任！認為一切問題都跟自己有關，就算是別人犯錯，我們是處於共同的社會之中，社會的問題也是我們有責任去承擔的。因為別人的問題，我也有，並非只是要改變別人，而是我也要一起參與改變。當一個人的心越是寬容，尤其是對自己寬容，願意承擔自己的責任，就越能包容這個世界所發生的問題。

你可以痛而不苦

上醫練習41 感謝痛苦

1. 生活之中遇到痛苦的時候，從正面去想，這是給我什麼樣的磨練？幫助我學習什麼？
2. 有情緒時首先讓自己感受痛苦，適當的宣洩情緒，可是不要讓自己停留在情緒之中，深呼吸幾口氣之後，冷靜下來，看看為什麼會牽動情緒？需要怎樣的行動？
3. 當自己察覺到，痛苦的發生與自己有關，接納事情發生的必然性，然後就可以感謝事情的出現，是為了幫助我們進步成長。

不抱怨是感謝痛苦的基礎，感謝痛苦是不抱怨的提升，不單是停止負面思想而已，更是積極地將痛苦轉化為正面力量！

我念大學的時候，有一次天雨路滑，因為追趕公車而滑倒，不單趕不上車，而且膝蓋破損一個深的傷口，腳踝也扭傷了走路拐行。好不容易回到宿舍休息，躺下來才感覺自己實在痛苦！這時候突然想到，就算一個人哭起來也沒用，為什麼不讓自己笑一下？然後我對自己說：「好爽啊！這個痛好刺激！哈哈哈！」說出聲讓自己放鬆下來，笑自己一頓。有趣的事情發生了，大概不到五分鐘，腿的疼痛就幾乎消失了！只剩下傷口處的疼痛。

這讓我體驗到，抓住痛苦的時候，情緒就不流通了，痛苦只會一直都在；相反的，接納自己的問題，以輕鬆愉快的心情面對，氣血就會流通，因此病苦就會快一點過去！這就是為什麼人可以「痛而不苦」，疼痛是身體的感覺，苦是內心的感受，疼痛可以導致內心覺得苦，可是這個苦也只是一種情志而已，情緒可以轉變，思想可以轉念，只要心念一轉，身體的感受也會同步變化。

除了這類具體身體的痛苦之外，人生之中也會遇到許多痛苦，例如失去自己喜歡的東西、家人、好友、愛人，這些都讓人痛苦，如何讓這些感受快一點轉變？其中關鍵點是——我們是否願意去轉變！

有一個小故事這樣說：一個孩子伸手進去瓶子裡面拿糖果，當他抓了一把糖果的時候，手腕就被瓶頸卡住了，手痛覺得拔不出來！如果你是這位孩子的媽媽，你會讓孩子怎麼做？很簡單吧！「你放開手就不痛了」。放下「執著」，就是讓人不痛苦的直接方法，可是問題是我們很多時都候抓住痛苦不放，以為這是「糖果」，很想要抓出來不能放開，到最後反而什麼都抓不到。

舉一個生活的例子，我在中學時曾經不小心弄丟了錢包，當時就覺得麻煩了！身分證不見了，怎麼辦？過了幾分鐘，我確認錢包無法找回來之後，我就想著，既然無法挽救這問題了，為什麼要不開心？為什麼不可以現在就直接開心起來？然後我就想錢包不見了有什麼好處？可以買一個新的錢包多好！也可以更換一張新的身分證，一切都可以重新選擇。如果你不見了錢包、手機的時候，你會用什麼樣的態度去面對？

以上的看法已經是基本層次了，我曾經聽一位朋友說不見了錢包，如果是被偷了，比丟進去水溝更好！因為起碼錢是到了有需要的人手上。這種想法真是太積極了，首先不會被賊人偷東西就是「錯」的觀念去綁住自己，抱怨對方就在傷害自己，反而能夠站在對方的角度去了解賊人的需要。其實東西不見了就是不見了吧，如果這個時候生氣，只是「將別人的錯來懲罰自己」，那又對自己有什麼好處？

這類「轉念」的正面思考方式，需要「從小鍛煉」！這個「小」首先是指小時候，如果在小孩成長過程，父母就教育孩子如此思考，小孩長大後抗逆能力自然更高。而更重要的是從「小事情」開始訓練，比如你不小心丟了十塊錢，你是否覺得難過？或者只有一點點，但一般都很快忘記。但是如果不是十塊錢，是一百、一千、一萬，甚至是一百萬被騙了，輸掉了你所有的資產？當我們經過這「心」的容量訓練，那就會慢慢形成處變不驚，遇到風浪也勇於向前的情操。

當我們真的為自己生命負上全責，不再怨天尤人，明白所有一切的事情發生在自己身上是有原因的，才會逐漸從內心生起感恩，感謝痛苦、感謝傷害你的人、感謝你的敵人、感恩苦難磨練……因為這一切，都是來幫助你成長。就好像孟子所說的一段話：

「故天將降大任於是人也，必先苦其心志，勞其筋骨，餓其體膚，空乏其身，行拂亂其所為，所以動心忍性，曾益其所不能……然後知生於憂患而死於安樂也。」

——《孟子．告子下》

這段文字相信大家都熟悉，生命之中承受各種身心痛苦，也是上天給你的訓練、考驗！目的是為了提升你的能力，幫助你日後勝任各種挑戰。這樣說好像有點命定論，認為上天要「整你」、「玩弄你」，就算從信仰的角度看，上帝給人有自由意志，祂也不會給你做不到的任務，是因為你也希望完成這使命，上帝才會給你面對這些困難。所謂「能力愈大，責任愈大」，是因為你有這個能力，你才會得到這些挑戰！

俗話說：「小病是福」，其實「大病更是大福」，我在《向癒》一書之中提到這個觀念，「向癒」一詞的含義，生病的目的都是為了康復，生病就是「邁向療癒」的過程，大病更是希望你可以絕境求生，為自己生命做更大的改變。

生命之中的一切痛苦也有背後的含義，是為了準備未來的挑戰，只是或許當下我們未能明白原因，要到面對更大挑戰時才能明白其意義。孟子那段話最後說「生於憂患，而死於安樂」，正是本書之中提到的上醫養生精神，為什麼要在沒有生病的時候接受鍛煉挑戰？正是為了自己身心更加強壯健康，為了未來做更好的準備，如果只是貪圖離開痛苦讓自己安逸舒適，其實只是逃避問題，問題始終會接踵而來。既然如此，即使面對痛苦，我們可以嘗試欣然接納，這就好像運動鍛煉一樣，過程雖然辛苦，但也是一種「爽快」的感覺吧！

如何達致情緒平穩？

以上三節提到了上醫情志養生的三個階段，基礎是讓內心習慣寧靜、享受寧靜，做到情志不發出來的「基本功」；但是人是群體生物，跟他人相處的時候總會遇到不順心的事情，這時候訓練內在的寬廣度，承擔問題的責任，習慣不抱怨，那樣可以讓情志更容易平靜；進階的練習，不單是要平靜，而是怎樣提升自己，在逆境之中還能感恩，人生就容易得到快樂！不只是吃喝玩樂才讓自己開心，而是就算逆境風浪，也是喜樂的泉源。

要做到上醫層次的情志養生並不容易，是一場人生的修行！也是各種宗教、傳統文化所教導的人生觀。本節分享六種上醫層次的情志養生技巧，是以上提到觀念的靈活應用。

上醫練習42 抽身回看

1. 當你身處逆境的時候，比如手機不見了，當下這一刻雖然覺得難以解決問題，想想看現在這個問題，十年之後還是否存在？十年之後想起這事，情緒還會不會被牽動？
2. 如果十年之後都煙消雲散了，那麼再想近一點，一年之後如何？一個月之後如何？一星期之後如何？
3. 既然過了一段時間，這事情都總會過去，總會放下忘記，那麼為什麼不可以現在就放下？現在就開始感恩這逆境？

比如親人離世了，當下那一刻會感到難過，允許自己悲傷哭泣一會，這是人之常情，可是，你想這個悲傷持續多久？十年之後還悲傷嗎？一年之後？可不可以讓自己快一點從悲傷之中回來，不再沉溺在情緒之中？

你可能會問，親人離世的時候，怎麼可以開心快樂？在《莊子》之中記載了一個著名的故事：

「莊子妻死，惠子弔之，莊子則方箕踞鼓盆而歌。

惠子曰：『與人居長子，老身死，不哭亦足矣，又鼓盆而歌，不亦甚乎！』

莊子曰：『不然。是其始死也，我獨何能無概然！察其始而本無生，非徒無生也，而本無形，非徒無形也，而本無氣。雜乎芒芴之間，變而有氣，氣變而有形，形變而有生，今又變而之死，是相與為春秋冬夏四時行也。人且偃然寢於巨室，而我噭噭然隨而哭之，自以為不通乎命，故止也。』」

這段文字說，莊子的妻子過世了，莊子蹲在地上，敲著瓦盆唱歌起來！惠子來弔唁，見狀就說，你的妻子跟你一輩子、生兒育女，現在老死了，你沒有哭泣悲傷就算了，反而在敲盆唱歌，是不是太過分了？莊子回答了一段很有智慧的話，說自己不是這個意思，他當然悲傷感慨，可是細心觀察之後，明白到人還沒來到這個世界之前，本來也是沒有生命、也無形體、也無氣息，後來到了這個世界，就有了氣息、有了形體、有了生命。現在死亡了，只不過像春夏秋冬四季的規律一樣而已。我的妻子已經回歸就寢在這個天地的巨大寢室之中，如果我在這時候悲傷痛苦，那反而是違背天地之道啊！所以我就不再哭了。

莊子這段話千古傳頌，這樣驟眼看來好像很抽離，但其實是他深明天地規律，人死不能復生，死亡也是自然規律，何須執著？悲傷始終都會過去，只是要沉醉多久。親人離世，悲傷其實很多時候都不是因為死人，離開了的人都解脫了，他本身不一定悲傷，而是因為自己失去了親友，觸動了自己內心的情感。但是想想看，如果站在死者的角度來看，如果死者是你的至親，他在天之靈看著你，會希望你一直悲傷痛哭，還是希望你開心快樂？

現在有不少人舉辦喪禮，選擇用輕鬆愉快的方式呈現，例如我曾經有朋友離世，他們一家準備了一本相片集，給朋友懷念他一輩子的豐富經歷，也囑咐來參加喪禮的親友，都要穿上鮮艷顏色的衣服，一起為這個生命的「畢業禮」慶祝！當然，不是每一個人都可以接受，在親友離世的時候像莊子那樣唱歌，但起碼我們可以在內心保持平穩，默默給死者和家人送上祝福。

上醫練習 43
選擇快樂

1. 每天早上睡醒的時候，先問自己一個問題：我今天希望快樂嗎？或者你會問，當然誰都會選擇快樂吧！但是很多人早上醒來就是帶著負向的情緒，例如眉頭深鎖的出門上班上學。
2. 每當自己不開心，有負面情緒的時候，先讓自己深呼吸幾口氣，再問自己，我會選擇快樂嗎？
3. 可以讓自己嘗試笑起來，先是微笑起來，繼而是大笑，將聲音笑出來，持續笑幾分鐘，可以很快轉換情緒。

情緒只是一種氣、一股能量，是可以被轉化的，只要你願意就可即時轉化。人為什麼抓住某種情緒不放？可能因為覺得有情緒是不對的，反而不原諒自己有情緒；或者覺得事情出現一定有對錯，因此就要以某種情緒回應，例如被人傷害應該要憤怒生氣，失去東西應該要悲傷，天災出現要恐懼……這其實只是習慣而已，為什麼不可以用別的方式去應對？

有一種新興的減壓運動，叫做愛笑瑜伽（Laughter Yoga，又名大笑瑜伽），提倡多笑可以幫助身體健康，其中的練習往往是一起大笑半小時甚至一小時！有沒有試過，當一班人一起笑的時候，你也會不自覺的跟著笑起來。這是因為笑、喜悅是一股氣，這股氣會感染身邊的人一起轉變，就算沒有其他人在笑，只是自己笑起來，一開始可能會覺得這是假的，但是當「假戲真做」之後，慢慢就會真的笑起來了。

快樂是一種選擇，同樣不快樂也是一種選擇。有些人會覺得：不是啊！我不想選擇不快樂的，我的人生真的痛苦！的確，人有悲歡離合，遇到不如意的事情會感到痛苦，有情緒本身不是問題，可是在逆境之中，為什麼不可以感恩？不可以看當中的意義？為什麼要抓住自己痛苦的情緒去傷害自己？有些人其實真心「享受負面情緒」，喜歡自我虐待！覺得我失去了東西，或者得不到自己想要的，要好好呈現受害者的感覺，目的就是希望別人來同情可憐自己。這樣就是習慣依賴別人來拯救自己，卻忘記了自己才是生命的主人。

主動選擇快樂，可以消除各種痛苦，這就是在《向癒》一書之中的終極情志療法「以陽消陰法」，愛可以勝過一切情志，就像光明能夠消除黑暗一樣。選擇快樂的關鍵點——就是「選擇」！首先要覺察自己掉進去負面的情緒之中，醒過來知道自己可以選擇，那樣才有力量轉換。要做到這種覺察，前提就是要「活在當下」，即是感受現在，不眷戀過去、不多想未來，那就是別想太多了！感受這一刻的情緒，就可以做到隨時放下。

上醫練習44 一體兩面

1. 就像一個硬幣會有兩面一樣，嘗試看到所有事情的兩面，所有負向的事情，都可以看到正向的一面。
2. 「一體兩面」的練習就是嘗試將所有負向的事情，轉念，思考它的正向意義，建議特別用在自己的負向特質身上，去看到自己正面的特質。
3. 例如你覺得自己經常「拖延」問題，從另一面看拖延就是「等待」最

適合的時機，因為時機還未到，硬要做就會費力；例如你感到「孤獨」，覺得沒人明白自己，另一面看就代表你「獨立」，沒人明白自己的時候也願意堅持。

比如你覺得自己「懶惰」，不夠勤勞，這看似批評的說法，從另一面看，懶惰是代表這個人懂得「省力」，善於休息養生，不會讓自己過勞，用最快的方式解決問題。這樣說或許大家還是會批評「懶惰」，我曾經聽過一位演講家，他分享自己曾經訪問全球首富比爾蓋茨，聽說他聘請中高階的主管時，是會聘請面試者之中最「懶惰」的人！他問比爾蓋茨這是否真確，的確獲得他的首肯。為什麼會聘請懶惰而不是勤勞的？這是因為勤勞的人，做事情往往會過分認真，為了展示自己的勤勞，會做非常多的準備，思前想後，構思出多種後備方案，做多次演練嘗試，於是從A點到B點就繞了好多彎路才能到達；至於懶惰的人，因為他想用最省力的方法到達目的地，從A點到B點一定會選擇最快速的捷徑，直衝過去，因此會給公司節省了許多時間和金錢！

比如有些人很討厭「工作」，覺得上班都是給人打工，幫老闆賺錢，可是如果你不愁錢，不用上班工作，或者你人生就沒有動力去學習提升自己了，只是吃喝玩樂，你就難以發掘自己未知的潛能。

又如各種天災的出現，地震、颱風、洪水等，會帶來各種破壞，可是每次天災的時候，人們就會放下自己的生活，重新思考人生，也會凝聚起來守望相助，展現人性的光輝。例如全球暖化導致了疫症、流行疾病頻繁，也是為了提醒人們生命無常，不要只為物質生活、賺錢享樂而營營役役，需要珍惜生命，學習如何照顧自己的健康，爭取機會去完成自己的夢想。

一體兩面是一個很好的轉念練習，幫助我們從負面思考之中抽離出來，讓自己看清楚事情的兩端。

上醫練習 45

半杯有水

1. 如果你面前有半杯水，你有什麼感覺？覺得：「哎呀，只有半杯水而

已！就快不夠水喝了」；或是覺得：「我還有半杯水呢，還可以慢慢享受」；還是覺得：「這就是半杯水，半杯就是半杯，不多不少」。通常會有這三類感受。

2. 「半杯水」是個比喻，是指面對一件事情，以悲觀還是樂觀態度面對。可以應用在生活上各種事情，例如你的銀行戶口現在有些錢，你覺得怎麼樣？覺得自己是貧窮還是富有？

3. 「半杯有水」的練習有兩步，首先嘗試看到所有事情的兩面，然後回到中性的看待一切事物，不做評斷。

「半杯水」的道理，相信很多人都聽過，一般是指樂觀正面的思考，鼓勵人們可以從另一個側面看待事物，這就像「一體兩面」的練習一樣。半杯水幫助我們學習「知足常樂」，因為快樂不在乎擁有得多，而在乎計較的少，只要不跟人比較、不去分別好壞，內心就會容易平靜。

半杯水道理的基本目的是訓練正面思考的能力。如果現在連半杯都沒有了只剩下幾滴，你還會開心嗎？「啊！我還有幾滴水！」甚至如果你一滴水都沒有了，你還會不會說：「我還擁有一隻杯！」比如一張白色的畫紙上，如果不小心弄了一個黑點，或許就覺得這張畫紙被毀了！可是為什麼不聚焦在剩下大部分的白色空間之中？而且就算有黑點又如何？還可以繼續畫畫，這個黑點也可以是這幅畫的創作起點。這也是學習不抱怨，甚至感謝痛苦的範例。

半杯水練習只是基礎，這裡提倡的是進階版，叫做「半杯有水」練習！首先，就算是再樂觀的人，背後也會有悲觀的心態，樂觀和悲觀並非對立的，而是可以同時並存的。例如當你說：「這杯子一半有水」的時候，心中自然會想到反面：「這杯子另一半沒水」。人的頭腦很聰明，總會有二元分化，例如有人讚美你很帥很美的時候，就會同時懷疑他說的是否真心？是否有誰覺得我不好看？又如有人說：你現在很懂得溝通，就會想到反面：我過去是否不懂溝通？人不可以盲目正面樂觀，人的頭腦總是同時存在有與無、黑與白、對與錯、悲與喜。

這裡特別提醒，有不少心理學家提醒：「正面思考也可以是毒藥！」正面思考本身沒有錯，可是如果只是正面思考，不去看到真實的問題存在，那會十分危險！例如家中沒有糧食了，卻說：「不用擔心，一定會有的」，然後什麼都不做，等待著上天拯救，那可能真的會餓死。

臨床上有一類抑鬱症的患者，他們並非悲觀，而是什麼事情都可以做到，叫做「陽光型抑鬱症」，習慣把委屈、鬱悶、憤怒等情緒收藏起來，只是展現自己正面愉快的一面，讓人感覺自己很陽光。有些朋友總是做很多事情，到處玩樂，不斷嘗試新的事情，這樣的人不讓自己停下來，要特別留意他們內心是否真的平安。一個人表面好像都很好，可是內在卻充滿情緒煩惱，這雖然也是「喜怒不形於色」，好像也是上醫層次，但其實是另一種逃避！上醫層次的情志養生，並非只是外在表現的平和，而是著重內心是否真的平靜喜悅，情志不容易發出來。

這就是「陰陽平衡」的問題，人的情緒可以有陰有陽，人有喜怒哀樂，不可以只要快樂而不要痛苦。看到自己內在負面的情緒，才可以幫助我們全面認識自己，成為一個完整的人。

「半杯有水」的進階應用，是看到了陰陽正負兩面之後，還要讓自己回到中性。人面對事情所產生的感受，可以分開三類：苦受、樂受、不苦不樂受。面對同一件的事情，可以感覺痛苦，也可以感覺快樂，這就是苦受和樂受。例如跑步，有人會感覺辛苦，也有人感覺快樂！本書所提到的各種上醫養生技巧，也可以有這兩類感受，這也是負向和正向的思維習慣。除了這兩種外，還有一種，叫做「不苦不樂受」，就是中性的看到，不分正負，半杯水就是半杯水，不用刻意讓自己要有正向和負向的想法，不偏頗在一側。

這其實就是「中庸之道」、喜怒哀樂之未發的真正含義！其中也包括了「樂」，就是快樂的情緒也不用刻意發出來，不是用所有事情都要快樂才對，而是讓自己內心平穩。要做到這一點，保持中性去看待事物，並不容易，這首先要讓我們完全看透了兩端：正與負，當我們都明白了兩端、兩面的看法，還能保持平衡，覺得兩邊的看法都無所謂，都可以接納兩邊的觀點，那時候就容易溝通彼此了。在《中庸》之中說了一段話：

「子曰：『舜其大知也与！舜好問而好察邇言，隱惡而揚善，執其兩端，用其中于民。其斯以為舜乎！』」

——《中庸》

孔子說，舜真是有大智慧的人啊！他喜歡提問，又善於觀察分析別人的語言，隱藏別人的惡而宣揚別人的善，看到善惡這兩端，然後用最佳的方式讓人民接納，這就是舜的高明之處吧！

這段話中有五個層面理解：首先，要看到善惡兩端，是因為有超卓的觀察能力，不然一般人都會偏頗在一側；第二，隱惡揚善，就這樣聽好像是樂觀思考，可是同樣也看到惡，為了讓善惡兩端的人能夠溝通；第三，隱惡揚善，並非是完全隱藏惡、不理會惡，逃避負面，而是讓惡的人民也能夠接納順從；第四，隱惡需要更大的愛心包容，需要站在他們的角度理解他們，保持中性的角度不批判惡；第五，「用其中于民」的「中」是中庸之道的中，是指最佳點，並非是善惡兩邊的中央，也不是揚善而對抗惡，而是做到兩邊的人都能和解，最後達致社會的真正和諧。

這就是為什麼「中庸之道」這麼重要！因為當我們情緒平穩的時候，才能夠有如此心胸，去溝通彼此，如果我們執著要正面思考而壓抑負面，那就始終沒有解決問題，真正的「中道」，是看清楚全局，看到了各種極端，仍能保持客觀的處理問題。中庸之道本身是用在治國上，例如社會上總是會存在不同政見的人，如果我們只願意看到善，而不願意接納惡的人，不承認他們也是這個社會的一部分，那麼整個社會就一直處於內部抗爭而裹足不前，帶著中性的接納包容彼此，是社會提升的關鍵。這就是為什麼自古有云：「上醫治國」，因為上醫層次能夠做到這種「喜怒哀樂之未發」，幫助人看到內心真正問題，達致社會和諧溝通。

上醫練習46 百折不撓

1. 當你遇到別人的批評、反對時，將這力量視為自己的動力，幫助自己

改變。

2. 一般人被人批評的時候，都會覺得內心受傷、委屈、軟弱，覺得自己被誤解，百感交雜。不妨感受完這些情緒之後，深呼吸幾口氣，幫助自己轉念，想想對方是在幫助自己什麼？

3. 例如被人批評，你不懂得表達溝通，儘管你已經覺得自己很努力去表達溝通了，別人仍覺得你不懂。這時候，深呼吸一下，接納自己還是不懂溝通，那就嘗試用別的方式去表達，一再嘗試，直至成功為止。

據說愛因斯坦說過一句話：「你永遠不會失敗，直到你停止嘗試。」（you never fail until you stop trying），這也是常說的「失敗乃成功之母」、「遇到風浪不氣餒」的另一種表達方式。別人的批評，就像一個「此路不通」的路牌一樣，告訴你這樣走不對，會比較辛苦，指引你往別的方向去走。當然我們都希望道路可以是一路平順，可是路的方向不對，無論怎樣努力走下去也是枉然，既然有人告訴你現在的路不對了，為什麼不聽從指引？

還有另一句名言，羅伯特・艾倫說：「沒有失敗，只有回饋」（There is no failure, only feedback），別人給你的批評，都是因為愛！所謂「哀莫大於心死」，如果別人不愛你，就不會批評、留意你了！最好的死黨、閨蜜，才會願意指出你的錯誤，願意冒著讓你生氣的危險來批評你，批評你的看似是敵人，實際上是你的親密戰友！因此才說：「感謝你的敵人」，因為他們幫助你加快成長。

曾經聽說一個故事，日本有一位被譽為「推銷之神」的人叫做原一平，他從事保險業，初時都不懂如何推銷，他曾經努力改造自己，每個月策劃一次「原一平批評會」，邀請各方好友來吃晚飯，給自己意見，指正自己的缺點。他將別人的意見都紀錄下來，努力改變自己，也把批評會上的意見應用在每天的推銷工作之中，其後業績直線上升。

批評就是激發創意的基石！將之視為給自己的禮物，感謝批評自己的人，接納反對意見，是讓自己快速提升的方法。

上醫練習 47 服務奉獻

1. 施比受更有福，布施服務，是幫助我們得到快樂的上佳方法。
2. 可以參與社區服務，成為某慈善團體的志工、組織者，參與或策劃服務工作。實際上服務並非必須有組織，可以是每天的事情，例如在街上指引旅客路向，給予有需要人士幫助，尤其是給予家人朋友問候關懷，也是每天可以做的事。
3. 參與服務需要考慮自己的興趣，做自己喜歡的事情，那樣才可以持之有恆。

我從小做童軍，經常參與服務工作，以致多年來一直有參加各種非牟利團體的推廣工作，習慣服務別人的感覺。大約十年前曾經與中醫同道創辦了一個組織叫「全仁中醫」，主要到海外地區做中醫義診服務，我自己曾多次到菲律賓的貧窮鄉村義診，每次想起都讓我心存感恩，因為當地的人幫了我更多！一次的義診服務其實微不足道，可是當地人的熱情、對你的感謝，會讓你更體會到自己的美善，他們單純樸實的生活，讓我明白到快樂原來如此簡單。

在服務別人的時候，提醒自己兩個要點：第一，我沒有幫助人！不要好心做壞事。因為當你認為自己在幫助人的時候，有助人者就有受助者，那對方就可能會依賴你的幫助。例如說，文明地區的人常常會捐贈鞋子給貧窮的國家，可是捐贈鞋太過，往往會加重他們的貧窮問題！因為當地獲得捐贈鞋子過多，他們就依賴了外界援助，本國就難以發展自己的鞋子工業，因此一直無法自給自足，依賴了捐助。就像上醫養生的精神，治病必求於本，從根本處入手，才是真的幫助。

第二，幫助人之前，首先要照顧好自己。例如在飛機上遇到氣流，氧氣罩掉下來的時候，如果你旁邊坐了一個小孩子，要怎樣做？先幫他帶上氧氣罩，還是先幫自己戴上？這個問題我經常問朋友，許多人都會說：先幫孩子帶上。那就是沒有留意飛機上的廣播啊！都是要先幫自己帶上，然後才幫別人。這就是「愛己愛人」，首先要學會愛自己，然後才有力量愛別人。

比如你拿著半杯水，有些人總想著「無私奉獻」，就會說：「你要不要喝水？你先喝吧！」可是你的水本身都不多了，這樣給人喝水，很快就沒水了，最後連自己也不夠。如果是以「愛己愛人」的精神，首先就要讓自己的水杯裝滿了，到處去找水源、找溪流、找井水，當你已經找到充足的水源了，甚至你的杯子根本都裝不了，太多了、要滿溢出來，你會怎麼辦？這時候，你還是會問別人：「你要不要喝水？你先喝吧！」還是這句話，可是這跟之前的做法天差地別了！前者是乾枯的、不持續的，後者是豐盛的、可持續的，而且後者根本沒有在「幫助人」，倒過來是因為你太多水了，是別人在幫助你，處理你多餘的水！

這就是服務的根本精神，要有力量做到可持續的服務，首先必須要懂得愛自己，做自己喜歡的事情，照顧好自己的身心。服務別人，其實就是服務自己，學習如何聆聽自己的內心，做雙贏的事情。

從愛自己獲得真正快樂

看了各種上醫養生層次的情志養生技巧，是否覺得很不容易啊！在這個時候，我們可以立即轉念，現在就跟自己說：我也可以做到。其實誰都可以做到以上方法，當然這需要一個過程，成長學習都不會一步登天，只要願意一步一步走，已經是在提升的路上了。

看到這麼多練習，或許你會覺得，那樣做人好累啊！難道不可以輕鬆一點，吃喝玩樂讓自己開心起來，這樣不行嗎？當然可以啊！上醫養生的觀念，本身沒有反對人同時可以做中醫層次、下醫層次的情志養生，有情緒的時候可以釋放，也可以尋找各種方法讓自己開心起來，這屬於中醫、下醫層次的方法，每個人有不同層次的生命階段，吃喝玩樂本身沒有對錯之分。

問題主要是，吃喝玩樂真的有讓你快樂嗎？對，吃喝玩樂的過程會讓你很爽，很舒服愉快！可是如果你沒有吃喝玩樂，每天應付自己的工作生活，你還能夠快樂起來嗎？有時候這反而形成了落差，當你沒有去玩樂一段時間，就會覺得自己很不快樂。

如果快樂只是來自「吃喝玩樂」，那人生就是被自己局限了，每天的上班工作可不可以快樂？清潔打掃衛生，是否可以是快樂的一部分？運動鍛煉養生可不可以快樂？當我們覺得某些事情是「快樂」，某些事情「不快樂」，這種想法才是導致人不快樂的根本原因！所謂行行出狀元、敬業樂業，各種工作之中，只要你能夠發現當中的趣味，都可以讓你快樂！

尤其是遇到挑戰困難，以上醫養生的精神，鍛煉自己也是一種樂趣！就好像是衝浪一樣，拿著滑浪板到海灘去學衝浪，一開始你會很氣餒，經常被海浪打翻，掉到海水之中不斷嗆水，很想放棄回家。可是當你開始熟悉衝浪，能夠站在滑浪板上的時候，你就會期望浪快一點來吧！甚至希望有更大的浪、有更大的挑戰，才可以滑得更快更遠！如果整天風平浪靜，你反而會失望呢。

上醫層次養生的精神，雖然目的是情志不發出來，可是並非要人不要有情緒、壓抑情緒，相反的是更懂得如何駕馭情緒，掌控自己的思想，因為你才是生命之中的主人，而不是被自己的頭腦所控制著。

真正的快樂來源於懂得「愛自己」，什麼是愛自己？有些人覺得吃喝玩樂、多休息就是愛自己，這當然也是愛自己的一部分，可是如果只是記著吃喝玩樂休息，而沒有做自己真的想要做的事情，完成自己的夢想，人生之中沒有去愛己愛人，那麼人就難以得到終極的快樂。

這時候的愛自己，就像上醫養生層次的精神，是需要付出努力的！比如清潔打掃好自己的家居，讓自己更有效率的工作；積極運動，改變生活飲食習慣，鍛煉好身體，有強健的體魄去生活；努力學習自己的興趣愛好，發展成自己的工作事業，讓自己可以興趣事業相結合，從每天工作之中享受快樂。

愛自己並非只是吃喝玩樂，而是更加努力做生活要面對的事情，不拖延自己的人生，為自己的生命負上全責！

每天都需要放空發呆

來到情志養生的最後一節，還想介紹一個重要的情志養生鍛煉，稱為「放空」。因為真正休息，並非只是睡覺，而是在日間工作以外時間，懂得放空、休閒、閒散。放空是指頭腦放空，都市人的工作大多是腦力勞動，如果頭腦沒有停下來，直接去睡覺還是會做夢難以深層睡眠。放空是要懂得享受「不工作」，休息時什麼事情也不做，包括不看書、看電視、看手機、上網，因為這樣依然還是在用頭腦。要如何放空？

上醫練習48 放空發呆

1. 每天抽空至少一、兩個小時，什麼都不做；年老退休者、重病者，宜最少每天三、四個小時。

2. 到自然環境去，最理想是郊外、海邊、沙灘，或者公園亦可。天氣不佳時候，找人少的咖啡店、餐廳也可。

3. 在安靜的地方坐下來、躺下來，或者緩慢散步亦可，但記得不是運動，而是放鬆身心。不是說不可以運動，而是運動不等於放空，運動屬於另一個時段。

4. 頭腦放空，聽聽鳥聲，欣賞景色。如果懂得欣賞花草、自然環境，也覺得喜悅，這就是真的懂得休息了！

有些人將放空稱為「發呆」，現在不少國家地區也有「發呆」的比賽，吸引了媒體爭相報道。其實放空發呆有許多好處，可以幫助頭腦放鬆，促進創意，有助睡眠休息，提升精力，甚至能治百病！當中的主要原因，是放空幫助人減少思慮，氣血就因此流暢。

「上醫練習39：享受寧靜」提到的，人的頭腦就像波濤洶湧的大海，要平靜下來需要時間，如果一下子要你去打坐，你反而會感覺更多煩惱難以平靜。最簡單的方法，就是到大自然去，看看風景、呼吸空氣、曬太陽、看花草、聽聲音，透過五官的感受，自然環境的氣場，可以快速幫助頭腦平靜下來。所以說：大自然是最好的藥物。

大部分都市人都習慣了工作，不工作反而不自在。學習放空，就是學習「不工作」！別以為不工作很容易，對某些人來說，要停下來是非常難的事，是另一種刻苦鍛煉！由此可以突顯，上醫養生層次的每種方法，難易程度是見仁見智、因人而異，本書許多練習對你來說很難，對其他人或許很容易。

為什麼要到大自然？在家休息放空行不行？對許多人來說，在家還會想著收拾打掃、看書工作，尤其家更是家庭主婦的「工作場所」，沒有下班時間，因此抽離家中才容易放鬆。此外，到大自然還有具體的好處，可以幫助我們接連天地之氣，幫助快速平衡體內之氣。

上醫練習 49

接地氣

1. 到大自然，赤腳在大地上行走，較為適合在草地、沙灘、泥地進行，不宜選擇柏油（瀝青）地。
2. 更佳做法，可以平臥在草地、沙灘上，放鬆躺著即可，可以睡著或清醒，過程保持放空發呆，可以正常穿衣服躺下，亦可找沙灘席、布料鋪墊躺著。
3. 適量曬太陽有助去除病氣，當然需要考慮環境，避免過熱過冷的時候進行；下雨天時雖然不太方便，亦可到大自然附近的涼亭坐下休息，靠近自然亦能接地氣。

大自然是最好的藥物！因為人與大自然割裂了，體內之氣就失去了平衡，於是容易生病。透過「接地氣」，幫助人體吸取天地之氣，排出體內的風寒濕熱等病氣，有助消除疲勞，促進復原自癒能力。

除了每天定時放空之外，不少科學家也提醒，現代人大多患有「手機成癮症」，就是依賴手機不放手！最好是每天早上醒來，睡覺前一小時也放下手機、遠離電子產品，讓自己頭腦可以放鬆下來。為什麼要放下手機？其中更重要的原因是我們的快樂太過依賴朋友或社會了，看到好消息就快樂、壞消息就苦惱，學習回到自己身上先照顧自己，不用被身外事物經常牽動自己。

如果你真的不容易找到大自然的環境抽離，只能在家裡放空，也有另一種替代的方法，透過觀賞或冥想達到同樣目的。

上醫練習 50

觀賞冥想

1. 在家中找一個舒服的地方坐下來，放鬆身體，專注呼吸，聽著純音樂，可以只做幾分鐘，甚至做半小時到一小時。有兩種方式進行：

2. 第一，觀賞。打開電視機、電腦或手機，播放自然環境的影片，例如天空、大海、陽光、森林、田野、溪流等的影片，讓自己浸沉在其中，融入進去的感覺。

3. 第二，冥想。可以直接進行想像，閉上眼睛，想像一望無際的天空，或者一片大海，或者想像自己沐浴在柔和的水流之中，想像自己在暖和的太陽下照射著，想像自己躺臥在草地上等。

4. 兩種方式效果相約，更重要是第二種方法，因為冥想方式不限場地，不需要工具幫助，可以隨時隨地進行。可以先透過觀賞影片、照片，然後閉上眼睛進行冥想。

放空或冥想的目的，是幫助我們重拾不工作的樂趣，因為真正的快樂，並非是來自工作有成果，而是就算我們什麼都不做，也可以享受得到自在喜悅，這就是「無條件的愛」的含義。在《向癒》一書之中，提到愛分為兩種，一種是有條件的愛，是指我們擁有愛、擁有快樂，是要有一些條件作為前提，例如要完成工作、工作有成果，這樣會讓我們快樂，可是當我們不工作就不快樂，就走向另一個極端了。學習另一種愛，就是無條件的愛自己，就像這樣放空發呆，看似什麼都沒有做，可是這就是一個愉快的過程，享受當中的感覺，讓自己快樂起來，這也是無條件的愛的呈現。

這也是所謂「無為」之道。《道德經》之中談到「無為」，我的理解無為也是包括這種「什麼都不做」！無為即是「自然不做作」，無為也非完全什麼都不做，就好像跟宇宙的星體運行一樣，是自然規律而非刻意用力做作。為什麼無為這麼重要？首先無為是指順應自然，順應天地之道，大自然的大部分動物，都是在大自然之中經常發呆、不工作的，因此放空其實只是回歸人類動物的本性能力而已。再者，當我們習慣了這種不工作的快樂，然後再去工作的時候，那就是「無為而為」，這時候就不會那麼計較成敗得失了，不會那麼容易因為身外的人事物所牽動，做事情能夠用更客觀中正的心去看待，就更容易達致中庸之道了，做事情更容易恰到好處，符合天地人之道，達到最佳點的結果，不是更省力輕鬆嗎？

說到這裡，相信大家也會明白，為什麼有些人會每天長時間打坐靜心，他們不是只是為了抽離逃避，而是更加懂得「愛自己」，學習跟自己一起，聆聽內在的聲音。當一個人越是懂得跟自己相處，享受跟自己一起的樂趣，跟自己「談戀愛」，他就更能夠懂得待人處世。為什麼上醫層次養生重視情志平穩？也是同樣道理。

後記

這一本書《上醫養生法》，或許會容易被人斷章取義，如果只取其中一個練習來看，總會有人不適合，尤其是生病者往往更渴望養生，健康人對養生沒太大動力，因此病人看著上醫養生法，雖然會很想嘗試，但是卻非最適合的階段，做不好就容易出毛病。在中下醫層次的人，會覺得上醫層次好變態！這其實只是大家層次不同，就好像在爬山的時候，在山腳走上山的路，就會看不清山頂的風景，唯有到過山頂上，才會體會到全貌。

上醫養生的方法無窮無盡，本書所說的都是舉例而言，讀者可以舉一反三。例如體育鍛煉部分，本書著墨較少，實際上不少運動鍛煉也算是上醫養生層次，例如本書提到洗冷水澡，有些人還會加強練習游冬泳、度海泳，也是同樣道理。生活作息的養生方面，如何打掃家居，清理雜物「斷捨離」，極簡主義生活等，也可以是一種養生觀念；例如睡眠養生，有清明夢、控制夢境訓練、解夢等等，可以幫助你睡得更好，從夢中更深認識自己；呼吸養生，非常多的呼吸方法；房事養生，如何鍛煉性能力，改善伴侶關係幸福；還如打坐靜心修煉，打坐方法數不勝數，總有方法可以幫助你提升。

在開始實踐上醫養生法之前，不妨重溫第一章提到的「上醫養生的十條原則」，其中特別提醒不宜追求極端，例如運動鍛煉，應當有正確的裝備，例如穿高跟鞋去跑步，就容易受傷了，但你說挑戰自己，訓練用高跟鞋跑步行不行？不是不行，這個世界的確有些國家會舉行高跟鞋跑步比賽，可是這又何苦呢？玩玩就好了，這樣容易受傷。例如飲食養生著重粗糧，對腸胃有挑戰，或許有人會說：那我就挑戰吃垃圾食品、大魚大肉、抽煙酗酒、吃地溝油，把各種化學添加劑吃進去，訓練腸胃的耐受力……當然實際上許多人已經在做這種「挑戰」了，可是結果往往是傷害多於強身。

選擇正確健康的方法去訓練，那樣對身體才有幫助。本書所提到的各種上醫養生方法，就是我體驗過，相對安全、而且符合自然之道的生活方式，介紹給各位讀者嘗試。

長壽百歲的關鍵

上醫養生法的目的，不單希望人可以活出終極健康，更重要希望人可以活出本來預設的壽命，長壽百歲！這在《黃帝內經》之中，第一篇已經揭示了長壽百歲的奧祕：

「夫上古聖人之教下也，皆謂之：虛邪賊風，避之有時，恬惔虛無，真氣從之，精神內守，病安從來？

是以志閑而少欲，心安而不懼，形勞而不倦，氣從以順，各從其欲，皆得所願。故美其食，任其服，樂其俗，高下不相慕，其民故曰朴。

是以嗜欲不能勞其目，淫邪不能惑其心，愚智賢不肖不懼於物，故合於道。所以能年皆度百歲，而動作不衰者，以其德全不危也。」

——《黃帝內經素問．上古天真論》

這段話之中，介紹了上古教下的長壽百歲的「祕訣」，有兩點：一，需要避開各種致病的因素，例如導致人虛弱的風寒等各種邪氣；二，內心恬靜平淡喜悅，這就可以幫助人的氣血流暢，精神就能夠在體內安守，疾病就不會發生。

這兩點之中，前者屬於中醫上醫層次養生的觀念，後者屬於上醫層次之中的情志養生觀念，可見情志養生的重要性，因為情志養生直接影響人體的氣血運行，比其他養生更為重要。

其後更提到，能達致上醫養生者的心態，雖然到了長壽百歲的年紀，他的內心安閑而少慾望，內心平安而沒有恐懼，雖然形體有時候會勞動但也不會覺得疲倦，氣血通順，能夠順從自己的慾望，皆能得償所願。這裡所說的，並非是說他的慾望很強，而是他很清楚自己內心的需要，因為需求很簡單，不會貪求妄想，想到的都能做到。因此能「美其食」，這裡不是說他經常吃美食，而是吃什麼食物都覺得美！「任其服」，穿什麼衣服都無所謂，「樂其俗」，怎樣的風俗也樂在其中！「高下不相慕」，就算是社會上不同階級的人，也不會互相羨慕比較，當然這樣的人，活出真正「樸素」的簡單生活。

這樣的長壽老者，對於各種嗜好慾望也不會勞傷他的眼目，淫邪的事情不會迷惑他的心，就算是愚者智者、能力高低等不同的人，也不會因為外在事物影響自己的心，因此就是符合天地人之道。這樣的人能夠活到長壽百歲，而且在那時身體機能動作還不衰退，就是因為他能夠順應天地之道而活的結果。

值得一提的是，這段養生的奧祕之中，主要都是上醫層次情志養生的呈現，幾乎不涉及四時生活養生、飲食養生。當然並非這些養生並不重要，而的確在三大類養生之中，情志養生是最為重要，只要做好情志養生，有時候其他養生沒有做到最好也沒關係。養生就好像一條「加減數」，未必可以全方面都做得好，比如有時候吃了某些不健康的食物，如果其他方面養生做好了，就可以有抵消的作用。

比如我們認識的長壽老人之中，有些人有不好的生活習慣，例如習慣吃一些不健康的食物，有些老人家抽煙了幾十年，也不見得會生病。我特別搜尋過長壽百歲老人的了一些報導，發現一些奇怪現象，例如《國際在線》的一篇文章報導，標題為：「垃圾飲料」成以色列百歲老太長壽祕訣，以色列有一位老人在慶祝自己百歲生日時表示，她長壽的祕訣竟然是生活中只飲用可口可樂，而且代替水並不再飲用任何其他飲料或酒！我發現這類新聞還不少，例如《新浪新聞》報導：股神巴菲特長壽祕訣，每天五瓶可樂；《蘋果新聞》報導：一〇二歲人瑞日飲一升可樂。假設這並非是可樂公司的廣告宣傳吧，眾所周知可樂並非健康飲料，為什麼這些長壽老人以喝可樂為養生？上述以色列百歲老人的報導之中，介紹了這個秘密！首先她年輕的時候曾經經營一家大型商貿中心，可樂是她的商貿中心裡經常出售的飲料，而且到了現在每逢喝可樂的時候，她的情緒也會非常高興！這就來到情志養生了，就是吃喝某些東西，讓她情緒舒暢，忘卻了煩惱。

當然，別以為這樣聽了這樣的報導，那就可以肆無忌憚的吃垃圾食品了！這恐怕在我們身上沒用，因為對於這些百歲的老人家來說，他們當時真的相信「可樂」是健康的飲料，覺得這是富有的象徵。比如為什麼有些老人家抽煙了幾十年也沒有病？試想，從他們的年代來看，抽煙是一種時尚、富有、帥氣的象徵，當時根本不知道抽煙有危害，反而覺得抽煙會讓人精神，因此他們心底堅信抽煙對健康沒影響，但是我們現在的人，大多知道抽煙的危害了，現在叫你相信抽煙喝可樂很健康，可以長壽百歲，你相信不相信？

這裡不是呼籲大家要做不健康的養生方式，而是從這些報導，可以突顯出情志養生的重要性。

做不到上醫養生怎麼辦？

本書看到這裡，或許你會覺得這麼多上醫養生方法，不容易改變啊！這是沒關係的，本書提到了五十種上醫養生練習，坦白說，我也是花了很多年才逐一體驗呢！一般人不太可能一次做全部吧，如果看完這本書，你能夠從中選擇二～三種開始練習，循序漸進，已經很不錯了！不可能一次全部做完，那樣是本末倒置，太心急了！其他的就先放在心上，待適合的時機來到，準備好才開始嘗試。

做不到上醫養生的時候，跟自己說「傻極限」的四句話吧！在《向癒》一書的最後一章之中提到李大夫的私房養生方法，其中傻極限就是跟自己說四句話：

「不要緊，無所謂，隨便啦，輕鬆點！」

這也是一種轉化情緒的上醫養生技巧，讓自己放下執著。畢竟養生方法千變萬化，執著了某一種方法一直堅持下去，就容易出現問題，做不了就做不了，學習不要批判自己。如果你想要進一步學習情志養生的方法，《向癒》一書包含了上中下醫的情志養生內容，而且更深入討論上醫層次的方法，如果你喜歡本書，相信你也一定會喜歡《向癒》。

這裡特別提醒，本書提倡上醫養生法，並非反對中醫下醫層次養生，我做為醫師，生病了也會開藥給自己吃，天冷了也會多穿衣服，讓自己舒服一點。三種層次養生，是需要靈活地視乎身體狀況選擇使用的。本書側重提倡上醫養生法，是因為這種觀念過去較少書本系統論述，因此一次介紹各種上醫養生觀念，或許會讓人覺得這「十分重要」，反而走偏了，以為其他養生方法都不對。

不同養生方法都是中性的，本身沒有對錯，問題在於執著於某一層次的方法，偏頗了、停留了、依賴了，不給自己進一步提升。就好像中學畢業該升大學了，可是不願意升上去，覺得一直重讀中學很舒服，那不是很笨嗎？

上醫養生法的觀念，我最早在二〇〇九年開始推廣，做公開講座，當時我把它稱之為「高級長壽養生法」，後來發現這其實不是「高級」，上醫下醫其實並非高低優劣之分，就好像一個人念小學中學大學，驟眼看好像是大學比較高，但一般人沒辦法直接從小學跳到大學，亦非中學生比小學生優秀，這只是人生的不同階段而已。

經過十多年來的親身體驗，研究比較各種養生方法，很高興今天終於將這本書完成，貢獻給大家，希望幫助大家走向更完美的健康。

上醫養生帶來真自由快樂

為什麼要推廣上醫養生法？我多年來的親身體會嘗試，感覺最終的原因，是因為上醫養生帶來真正的自由和快樂！

實踐中醫和下醫養生，感覺就好像籠中鳥一樣，比如一隻小鳥住在雀籠之中，看著牠每天在吱吱喳喳，好像生活過得安穩輕鬆自在，感覺牠沒有受到風雨傷害，應該能夠活出長壽性命，可是如果將牠放出鳥籠之外，回到外面的大自然世界，可能會遇到各種危機。如果你是一隻鳥，你會怎麼選擇？一輩子活在籠子中，還是希望飛出去外面的世界？

這就好像是中醫層次養生跟上醫層次養生的選擇。選擇中醫層次養生，感覺是安全舒適的，好像這樣下去會讓你健康，可是被困在籠中真的快樂嗎？不知道。因為沒有比較過外面的世界，這隻鳥是無法體驗外面的快樂，以為在籠中就是天堂，每天有吃有住。

當牠有一天飛出去外面了，一開始會感覺害怕，因為不知道從哪裡找食物，不知道要住在哪裡，要怎樣高飛？什麼事情都要重新學習。可是當牠開始熟悉自然的生活，牠就會發現，這個世界何其廣闊！無邊無際，過去將自己困在籠子中，後悔為什麼不早點離開？

上醫養生可以幫助你打開自己的枷鎖，在過往的生活方式之中，依賴了許多身外物，現在可以讓你夏季少一點冷氣的依賴，不用一定洗熱水澡，甚至可以只用清水洗澡洗髮刷牙，穿鞋子變得越來越簡單，甚至習慣赤足走路，睡覺可以席地而臥，吃東西越來越簡單，不怕吃粗糧，只吃一碗撈飯和青菜就滿足，不再無肉不歡，也可生吃蔬菜水果，不怕寒涼，飲食越來越自主，一天吃多少餐可以隨心所欲，有時候一兩天不吃東西也不覺得是問題，隨順自己的心選擇食物，每天生活保持平靜喜悅，不容易受到外在環境的干擾，這樣的人生，是多麼的自由自在！

願你成為這一隻自由的小鳥，鼓起勇氣一躍籠門，跳出框框限制，認識那無限潛力的自己！

上醫養生法

學會身體使用技巧，邁向終極健康！
李宇銘醫師的養生思索與防病練習

作　　者——李宇銘
封面設計——今日工作室
內頁設計——葉若蒂
主　　編——楊淑媚
校　　對——李宇銘、楊淑媚
行銷企劃——謝儀方

總 編 輯——梁芳春
董 事 長——趙政岷
出 版 者——時報文化出版企業股份有限公司
108019台北市和平西路三段二四〇號七樓
發行專線——（02）2306—6842
讀者服務專線——0800—231—705、（02）2304—7103
讀者服務傳真——（02）2304—6858
郵撥——19344724時報文化出版公司
信箱——10899臺北華江橋郵局第99信箱
時報悅讀網——http://www.readingtimes.com.tw
電子郵件信箱——yoho@readingtimes.com.tw
法律顧問—— 理律法律事務所　陳長文律師、李念祖律師
印　　刷——勁達印刷有限公司
初版一刷—— 2020年4月17日
初版四刷—— 2023年11月15日
定　　價——新台幣380元

時報文化出版公司成立於一九七五年，並於一九九九年股票上櫃公開發行，於二〇〇八年脫離中時集團非屬旺中，以「尊重智慧與創意的文化事業」為信念。

上醫養生法 / 李宇銘 作. -- 初版. -- 臺北市 : 時報文化,
2020.04 面；　公分
ISBN 978-957-13-8176-3 (平裝)
1.中醫 2.養生
413.21　　109004606